Tunji Oyewole

Prevalência da infeção pelo vírus da hepatite C em doentes infectados pelo VIH

Tunji Oyewole

Prevalência da infeção pelo vírus da hepatite C em doentes infectados pelo VIH

ScienciaScripts

Imprint
Any brand names and product names mentioned in this book are subject to trademark, brand or patent protection and are trademarks or registered trademarks of their respective holders. The use of brand names, product names, common names, trade names, product descriptions etc. even without a particular marking in this work is in no way to be construed to mean that such names may be regarded as unrestricted in respect of trademark and brand protection legislation and could thus be used by anyone.

Cover image: www.ingimage.com

This book is a translation from the original published under ISBN 978-3-659-83383-0.

Publisher:
Sciencia Scripts
is a trademark of
Dodo Books Indian Ocean Ltd. and OmniScriptum S.R.L publishing group

120 High Road, East Finchley, London, N2 9ED, United Kingdom
Str. Armeneasca 28/1, office 1, Chisinau MD-2012, Republic of Moldova, Europe
Managing Directors: Ieva Konstantinova, Victoria Ursu
info@omniscriptum.com

Printed at: see last page
ISBN: 978-620-8-41451-1

ÍNDICE DE CONTEÚDOS

DEDICAÇÃO

Este trabalho é dedicado aos meus falecidos pais, Prince e Mrs. Oyewole, à minha família nuclear direta e aos meus irmãos.

CHAVE DE ABREVIATURAS

ABV	-Alcohol by volume
AIDS	- Acquired Immune deficiency Syndrome
ALT	-Alanine transaminase
Anti –LKM-1	-Antibody to liver /kidney microsome -1
ARV	-Antiretroviral
BOC	-Boceprevir
C/C	- Cytosine/Cytosine
CCC	-Canadian Coinfection Cohort
CD4	-Cluster of Differentiation 4
CD8	-Cluster of differentiation 8
CDC	-Centre for Disease Control
CI	-Confidence Interval
CLD	-Chronic Liver Disease
CYP2D6	-Cytochrome P2D6
DAAs	-Direct acting antivirals
DM	-Diabetes Mellitus
ELISA	-Enzyme linked Immunosorbent Assay
eRVR	-Extended Rapid Virologic Response
EVR	-Early Virological response
HAART	-Highly Active Antiretroviral Therapy
HBV	-Hepatitis B virus

HCV	-Hepatitis C Virus
HCC	-Hepatocellular Carcinoma
HCV-RNA	-Hepatitis C Virus Ribonucleic Acid
HIV	-Human Immunodeficiency Virus
IFN-3	-Interferon -3
IGF-I	-Insulin –like growth factor -1
IGF-II	- Insulin –like growth factor II
IL28B	-Interleukin 28 B
ITP	-Immune thrombocytopenic Purpura
IVDU	-Intravenous Drug Users
KDIGO	-Kidney Disease Improving Global Outcomes
LP	-Lichen planus
LUTH	-Lagos University Teaching Hospital
NASH	-Non Alcoholic Steato Hepatitis
NNRTI	-Non Nucleoside Reverse transcriptase Inhibitors
NRTI	-Nucleoside Reverse Transcriptase Inhibitor
NS5B	-Non-structural Protein 5B
P450	-Cytochrome P450
PCR	-Polymerase Chain Reaction
PCT	-Porphyria cutanea tarda
PEG-IFN	-Pegylated Interferon
PEPFAR	-President Emergency Programme for AIDS Relief

PI	-Protease Inhibitors
RBV	-Ribavirin
RdRp	-RNA-dependent RNA polymerase.
RIBA	-Recombinant Immunoblot Assay
RNA	-Ribonucleic Acid
RVR	-Rapid Virological Response
SSS3	-Senior Secondary School 3
Stedev	-standard deviation
STDs	-Sexually transmitted diseases
SVR	-Sustained Virologic Response
TPV	-Telaprevir
UD	-Undetectable
ULN	-Upper Limit of Normal
USA	-United States of America
2XULN	-2 times Upper Limit of Normal
X2	-Chi square

CAPÍTULO UM

1.0 INTRODUÇÃO.

O vírus da hepatite C (VHC) é uma infeção viral transmitida principalmente por via parentérica, nomeadamente: consumo de drogas por via intravenosa e ferimentos com seringas, transfusão de sangue, transplantes de órgãos e produtos sanguíneos.[1] Outras vias incluem a sexual,[2] partilha de objectos pessoais, contactos domésticos e transmissão vertical a bebés nascidos de mães infectadas pelo VHC.[3]

O vírus da hepatite C (VHC) é um pequeno vírus com envelope que pertence à família *Flaviviridae*, género *Hepacivirus*. O estudo pormenorizado deste vírus tem sido dificultado pela falta de um sistema produtivo de cultura de células, pelo que a maior parte da informação conhecida sobre o mesmo provém da análise do seu genoma. Contém um genoma de ARN de cadeia positiva constituído por uma região 5' não codificante com um sítio de entrada interno, um quadro de leitura aberta que codifica tanto as proteínas estruturais como as não estruturais. O genoma do VHC apresenta uma variação de sequência notável devido à falta de atividade de revisão da enzima RNA polimerase dependente de RNA (RdRp). Para além dos genótipos (1-7) e dos subtipos a e b, possui um conjunto de variantes geneticamente distintas, mas estreitamente relacionadas, designadas por quasispecies.

Aproximadamente 1,8% da população geral dos EUA (Estados Unidos) foi exposta à infeção pelo VHC, sendo que a maioria dos infectados apresenta viremia ativa e lesão hepática.[4] Mais de 150 milhões de pessoas em todo o mundo foram infectadas pelo VHC[5] , o que o torna cinco vezes mais prevalente do que a infeção pelo vírus da imunodeficiência humana (VIH). A evolução natural da infeção é caracterizada por uma doença hepática crónica, com os indivíduos infectados a necessitarem de tratamento.

Os estudos de prevalência da infeção pelo VHC e da co-infeção com o VIH em países africanos, incluindo a Nigéria, revelaram variações extremas nas taxas de prevalência. Os dados disponíveis indicam que a taxa de prevalência global da infeção pelo VHC na África Subsariana é de 5,3% e na África Ocidental é de 3,0%.[6] A prevalência mundial estimada da infeção pelo VHC por região coloca a taxa de infeção na Nigéria em 1-2,5% (fig. 1).

Os estudos de seroprevalência da hepatite C realizados anteriormente na Nigéria revelaram taxas de prevalência de 8-14% entre os dadores de sangue adultos.[7-9] No entanto, estudos de prevalência mais recentes efectuados entre dadores de sangue adultos revelaram prevalências mais baixas. [,1012]

Estudos de seroprevalência do VHC noutras populações revelaram taxas de 4,5-5%[13-14] entre os doentes e uma prevalência de 1,86% e 0,4% entre as mulheres grávidas na cidade de Benin e Calabar.[15-16] Do mesmo modo, os estudos de prevalência do vírus da hepatite C na Nigéria na população em geral também produziram taxas de prevalência regionais variadas, sem factores de risco claramente atribuíveis.[17-19]

As infecções agudas pelo vírus da hepatite C produzem manifestações clínicas não específicas que vão desde infecções assintomáticas a episódios fulminantes rapidamente progressivos. A maioria dos casos de infecções por HCV conduzem à cronicidade em 74-80% dos indivíduos infectados.[20]

A infeção crónica pela hepatite C, tal como a infeção pelo VIH, tem um custo económico e emocional significativo, tanto para o indivíduo infetado como para quem dele cuida. O custo médio da doença ao longo da vida nos EUA foi estimado em 33 407 USD em 2003, sendo o custo de um transplante de fígado de aproximadamente 201 110 USD. O custo de um tratamento antiviral situa-se entre 9 200 e 17 600 USD.

O vírus da imunodeficiência humana (VIH) é outro pequeno vírus ARN que surgiu em proporções epidémicas nos países ocidentais em meados da década de 1980. Também é transmitido por via parentérica (partilhada) e por via sexual. Nos EUA, estima-se que cerca de 1 milhão de indivíduos vivam com a infeção pelo VIH[21] e este número está a aumentar devido ao aumento da sobrevivência dos indivíduos infectados com o VIH sob terapêutica antirretroviral altamente ativa (HAART).

A infeção pelo vírus da imunodeficiência humana é endémica em todo o mundo, com 33,3 milhões de pessoas infectadas em 2009, 68% das quais vivem na África subsariana.[22] Em 2009, a prevalência da infeção pelo VIH na Nigéria foi estimada em 3,6%, e os registos mostram que a Nigéria ocupa o segundo lugar, a seguir à África do Sul, em termos de número de mortes relacionadas com a SIDA ocorridas entre os infectados.[23]

As vias comuns de transmissão destes dois vírus conduzem a uma sobreposição da infeção. Este facto está relacionado com a exposição ao risco da população em questão. Assim, numa subcoorte baseada no risco nos EUA, foi encontrada uma prevalência estimada de 16,1% de co-infeção pelo VHC nas pessoas infectadas pelo vírus da imunodeficiência humana,[24] com 72,7% de infeção nos grupos de alto risco de utilizadores de drogas intravenosas (UDI),[24] e menos de 10%[25] de co-infeção nos grupos de baixo risco, incluindo as vias de transmissão sexual.

Globalmente, a taxa de co-infeção do VHC na população seropositiva é de cerca de 30%-35%,[26] e pode atingir 80% na população hemofílica, pelo que é importante testar este vírus co-ligado, que partilha muitos dos factores de risco epidemiológicos associados à infeção pelo VIH, a fim de intervir precocemente junto dos co-infectados.

Não havia dados disponíveis sobre a co-infeção na maioria dos países africanos, incluindo a Nigéria, até finais de 2004, quando um estudo retrospetivo sobre soros armazenados de doentes infectados com VIH encontrou uma prevalência de 8%.[27] O que se sabe é que a monoinfecção por HCV é mais elevada nos países africanos, tal como a infeção por VIH,[28] pelo que, teoricamente, se espera que a prevalência da co-infeção seja mais elevada em África.

Desde o advento da HAART, em 1995, que se têm verificado êxitos tremendos nos resultados das pessoas que vivem com o VIH.[29] No entanto, com os doentes tratados a viverem mais tempo, manifestam-se agora doenças co-mórbidas que raramente tinham tempo para se manifestar no passado. É o caso da doença hepática crónica devida a infecções por HCV que ocorre em doentes com VIH.[30] Este facto torna necessário um estudo desta natureza na atualidade.

A co-infeção parece aumentar o risco de transmissão vertical do VHC aos bebés,[31] e está associada a cargas virais de VHC mais elevadas, tanto no soro como no fígado.[32] Sabe-se também que a co-infeção VIH/VHC diminui a probabilidade de eliminação espontânea da infeção pelo VHC nos co-infectados. A consequência final destes efeitos é a aceleração da doença hepática causada pelo VHC, que conduz à fibrose hepática em 6-10 anos nos co-infectados, em vez de 20-30 anos na monoinfecção pelo VHC.[33]

Por conseguinte, parece que uma segunda fase de complicações atualmente registada na população infetada pelo VIH é em grande parte hepática e ocorre quase exclusivamente em doentes com VIH que estão co-infectados com o VHC. Embora isto possa dever-se às complicações naturais da infeção pelo VHC adquiridas cerca de 15 a 20 anos antes da infeção pelo VIH, também pode ser uma aceleração real da doença crónica pelo VHC num estado de imunossupressão do hospedeiro pelo VIH.[34]

Os dados actuais sugerem que as proporções de mortes devidas a doença hepática crónica (DHC) associada ao VHC excedem agora as das infecções oportunistas associadas ao VIH nos doentes co-infectados[35] , reforçando assim a recomendação de rastreio de rotina do VHC num doente com VIH para considerações de tratamento precoce nos co-infectados.

CAPÍTULO DOIS

REVISÃO DA LITERATURA

2.0 INFECÇÃO CRÓNICA POR HEPATITE C.

O vírus da hepatite C é um pequeno vírus RNA (40-60nanómetros) da família flaviridae.[36] Existem sete genótipos de HCV e mais de trinta subtipos.[37] O genótipo 1, mais conhecido, é mais comum nos EUA, na Europa e no Japão, seguido dos genótipos 2 e 3, do genótipo 4 no Médio Oriente e em África, do genótipo 5 na África do Sul e do genótipo 6 no Sudeste Asiático.[38] O genótipo 1 é conhecido por ser mais resistente ao tratamento padrão do VHC do que os genótipos 2 e 3 e progride frequentemente para doença hepática crónica. Infelizmente, verificou-se que este genótipo é mais prevalente na Nigéria.[7,27,39] A história natural do VHC é exemplificada pela cronicidade.[20] Em 20-25% dos indivíduos infectados, o intervalo entre a infeção aguda e o desenvolvimento de cirrose descompensada ou hepatoma é de 20-30 anos,[40] e setenta e quatro a oitenta por cento dos indivíduos infectados desenvolvem inflamação hepática crónica e fibrose com transaminases hepáticas alteradas. Uma parte dos doentes desenvolverá cirrose hepática progressiva (20%) e 1-4% deste grupo cirrótico desenvolverá carcinoma hepatocelular[41] e necessitará de biópsia hepática e tratamento. (fig2)

Os sintomas das infecções agudas podem variar desde uma infeção silenciosa e assintomática até dores musculares ou articulares ligeiras, fadiga, dores abdominais superiores e anorexia. Alguns doentes podem desenvolver doença fulminante em infecções agudas.

A história natural da mononucleose é acelerada pelo consumo de álcool, pela idade no momento da infeção [pior >40 anos] e pelo género [homens > mulheres].[42]

O VHC pode manifestar sintomas e sinais extra-hepáticos, incluindo líquen plano, ceratoconjuntivite seca, glomerulonefrite membranoproliferativa, crioglobulinemia, porrfiria cutânea tardia e linfoma de células B. A infeção por HCV tem sido associada ao desenvolvimento posterior de Diabetes Mellitus (DM).[43]

A co-infeção do VHC com o VIH piora a evolução e o prognóstico em termos de sequelas hepáticas e, nestes casos, a transmissão vertical do VHC aumenta para o dobro.[44]

Os indivíduos infectados com o VHC, quer isoladamente quer co-infectados com o VIH, podem sofrer uma infeção fulminante por hepatite A ou B. Por conseguinte, recomenda-se que os indivíduos infectados pelo VIH sejam vacinados contra estes dois vírus.

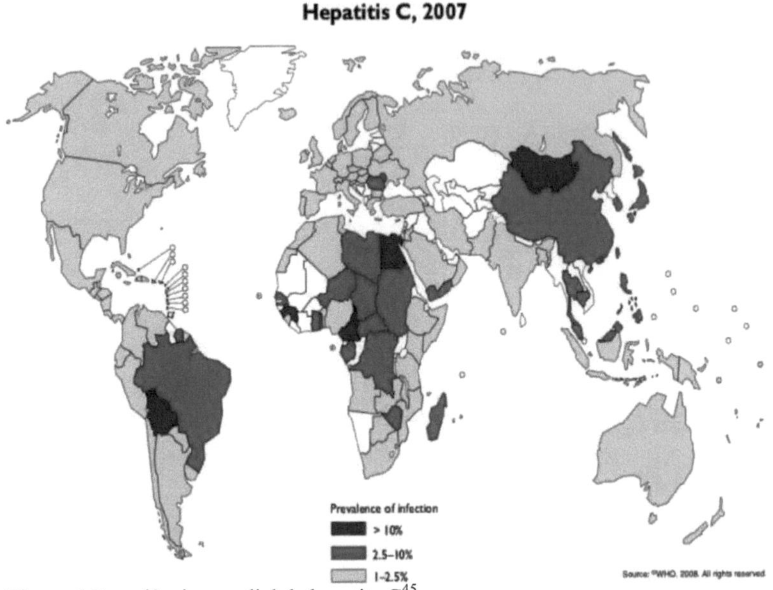

Figura 1 Prevalência mundial da hepatite C[45]

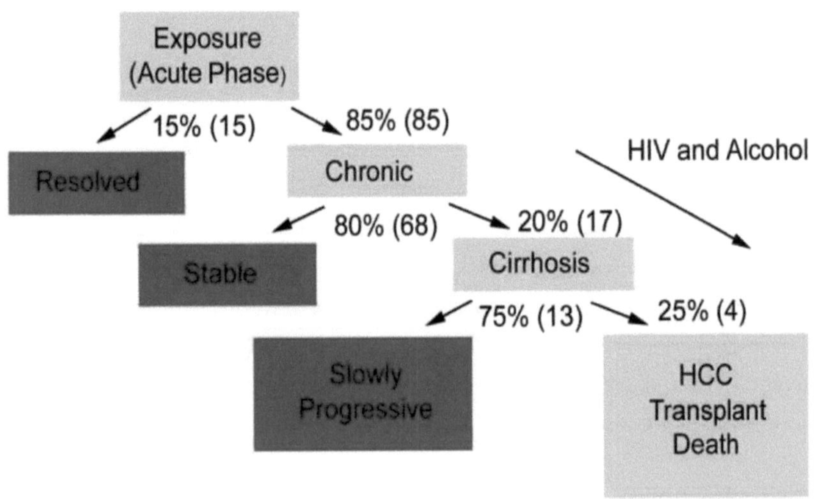

Figura 2 História natural da infeção pelo vírus da hepatite C[46]

2.1 PREVALÊNCIA DA CO-INFECÇÃO HIV/HCV NA NIGÉRIA

Espera-se que os estudos realizados para determinar a co-infeção VIH/HCV na Nigéria produzam taxas de prevalência variadas, uma vez que vários estudos locais sobre a prevalência da monoinfecção por HCV produziram taxas de prevalência variáveis sem riscos de aquisição claramente identificáveis.[7]

Um estudo realizado por Lesi et al[47] em 2007 encontrou uma taxa de co-infeção VIH/HCV de 5,8%. Observou-se também que os indivíduos seropositivos tinham sete vezes mais probabilidades de estarem infectados com o VHC. Ladep et al[48] também encontraram uma seroprevalência de VIH/HCV de 8,6% em Jos, com maiores probabilidades de deteção de anti-VHC em indivíduos VIH positivos que são imunocompetentes.

Numa coorte de doentes nigerianos seropositivos, Otegbayo et al[49] , em 2008, encontraram uma prevalência de co-infeção VIH/HCV de 4,8%, com contagens de CD4 antes do tratamento significativamente mais baixas nos co-infectados. Outros estudos semelhantes encontraram taxas mais baixas de co-infeção (2,3%), sem correlação entre as contagens de células CD4 e a co-infeção.[50-51]

Eze et al[52] em 2010 encontraram uma taxa de prevalência de 4,4% num estudo realizado na Universidade de Benin, na cidade de Benin. O mesmo estudo não encontrou diferenças estatisticamente significativas entre a prevalência da infeção pelo VHC em pacientes VIH positivos e VIH negativos. No Benim, um estudo anterior que utilizou um kit de teste de rastreio rápido em mulheres grávidas que frequentavam clínicas pré-natais encontrou uma taxa de prevalência de 33%.[53]

Estudos mais recentes sobre a prevalência da co-infeção pelo VHC na Nigéria revelaram taxas de prevalência variáveis de 0,7% a 14,7%, sem um risco claramente identificável de contrair a infeção pelo VHC.[11, 54-55] Uma possível explicação para esta tendência pode estar relacionada com o padrão sociodemográfico da população estudada e também com a dinâmica populacional em várias regiões. As taxas de prevalência mais elevadas são mais comuns em cidades urbanas ou perto de cidades urbanas com um elevado fluxo migratório interestadual. Assim, foi observada uma taxa de prevalência de 14,7% entre os adultos infectados pelo VIH em Lagos, em 2006, num estudo transversal que utilizou dadores de sangue comerciais como controlos,[11] uma taxa de seroprevalência de 0,7%, em Orlu, entre agricultores e artesãos numa cidade suburbana no sudeste da Nigéria[54] e uma prevalência de 13.5% utilizando kits de teste rápido do VHC em Keffi, estado de Nasarawa - um estado muito próximo de Abuja, o Território da Capital Federal.[55] Espera-se teoricamente que os estudos que utilizam dadores de sangue comerciais como controlos produzam diferenças claras entre os sujeitos e os controlos, uma vez que estes grupos de populações de controlo estão mais informados sobre os riscos potenciais do que a população em geral.

Com a prática de transfusões de sangue seguras e o facto de as pessoas estarem mais informadas sobre os riscos de infeção pelo VIH e, consequentemente, pelo VHC, observam-se prevalências mais baixas entre os dadores de sangue comerciais.

Relativamente ao estado imunitário e às probabilidades de deteção do VHC, é de esperar que, num estado imunocomprometido, o risco de infeção seja elevado. Não se sabe se os estudos que encontraram uma maior infeção pelo VHC em estados imunocompetentes foram fruto do acaso. Uma possível explicação pode estar relacionada com o facto de o tempo e a duração da infeção por VIH e VHC serem difíceis de determinar na população infetada. Além disso, outras condições imunossupressoras co-fundadoras, como a diabetes não controlada e a infeção latente por tuberculose, não foram habitualmente tidas em conta por rotina nestes estudos de prevalência. Além disso, o facto de uma proporção de indivíduos que eliminam espontaneamente a viremia do VHC sem doença hepática crónica permanecer seropositiva ao VHC pode associar falsamente a seropositividade ao VHC à imunocompetência CD4.

2.2 FACTORES DE RISCO PARA A INFECÇÃO POR HEPATITE C.

O principal método de transmissão no mundo industrializado é o consumo de drogas por via intravenosa (IVDU), enquanto no mundo em desenvolvimento os principais métodos são as transfusões de sangue e os procedimentos médicos não seguros. A causa da transmissão permanece desconhecida em 20% dos casos.[56]

2.2.1 Consumo de drogas por via intravenosa.

Os consumidores de drogas por via intravenosa são o fator de risco mais importante para a transmissão da hepatite C no mundo desenvolvido. Num estudo de prevalência global da hepatite C entre a população de consumidores de drogas por via intravenosa, foram encontradas taxas de infeção pelo VHC entre 60 e 80% em 25 países.[57] Na Nigéria, este risco tem sido subnotificado, possivelmente devido ao estigma social que lhe está associado. Alguns relatórios baseados em estudos efectuados em diferentes partes da Nigéria relataram uma baixa prevalência de 1,2%-1,4% de consumo de drogas por via intravenosa, com predominância do sexo masculino.[58-59]

2.2.2 Exposição a cuidados de saúde.

Existem riscos significativos de infeção pelo VHC na transfusão de sangue e na transfusão de produtos sanguíneos ou no transplante de órgãos efectuados sem rastreio do VHC.[60] Infelizmente, persiste um risco baixo mesmo com os métodos de rastreio actuais, uma vez que há um período de cerca de 11-70 dias entre o potencial dador de sangue adquirir a hepatite C e o seu sangue apresentar um resultado positivo, dependendo do método de ensaio.[56] É importante notar que alguns países ainda não efectuam o rastreio da hepatite C ou baseiam-se apenas em testes de anticorpos, devido aos elevados custos das técnicas de reação em cadeia da polimerase do ARN do VHC.[61]

A picada de agulha é outro meio de exposição à infeção pelo VHC; a picada de agulha de alguém que foi positivo para o VHC tem cerca de 1,8% de hipóteses de transmitir subsequentemente a doença[and] riscos maiores aplicam-se a agulhas ocas e a feridas de punção profunda.[61]

O equipamento cirúrgico incorretamente esterilizado e a reutilização de agulhas e seringas estão associados à transmissão da infeção por hepatite C. Este único fator tem sido atribuído à elevada taxa de infeção pelo VHC no Egito.62

2.2.3 Relações sexuais.

Esta via de transmissão do VHC é controversa.[62] parece haver uma associação entre a atividade sexual de alto risco e a hepatite C, enquanto o risco de transmissão da hepatite C em casais heterossexuais monogâmicos é baixo.[63]

No entanto, as práticas sexuais que envolvem níveis mais elevados de traumatismo da mucosa anogenital, como o sexo anal, ou quando as práticas sexuais regulares ocorrem em simultâneo com infecções sexualmente transmissíveis, incluindo o VIH ou a ulceração genital, existe uma elevada probabilidade de contrair a infeção pelo vírus da hepatite C.[63]

2.2.4 Piercings no corpo.

A tatuagem está associada a um risco duas a três vezes maior de contrair hepatite C.[64] Isto pode dever-se a equipamento inadequadamente esterilizado ou à contaminação dos corantes utilizados.[64] O risco também parece ser maior para tatuagens maiores.[63] As tatuagens mais antigas, feitas em meados da década de 1980 de forma não profissional, implicam maiores riscos de transmissão do VHC do que as mais recentes.[64] É raro que as tatuagens num estabelecimento licenciado estejam diretamente associadas à infeção pelo VHC. Até há pouco tempo, as tatuagens eram raras na Nigéria, mas as escarificações são frequentemente realizadas em ambientes pouco higiénicos.

2.2.5 Artigos de higiene pessoal partilhados.

A partilha de objectos pessoais com maior probabilidade de estarem contaminados com sangue pode levar à exposição ao VHC. Deve-se tomar o devido cuidado em relação a qualquer condição médica que resulte em sangramento, como cortes e feridas. O VHC não se transmite através de contactos casuais, como abraços, beijos ou partilha de utensílios de cozinha ou de alimentação.

2.2.6 Transmissão vertical.

A transmissão vertical da hepatite C de uma mãe infetada para o seu filho ocorre em menos de 10% das gravidezes.[65] O risco de transmissão ocorre tanto durante a gestação como no parto.[56] Um parto prolongado está associado a um maior risco de transmissão,[61] assim como uma co-infeção VHC/VIH e uma carga viral elevada.[66] No entanto, apesar do facto de o VHC não parecer ser transmitido através da amamentação, as mães infectadas são aconselhadas a evitar a amamentação quando os mamilos apresentam fissuras e sangramento.[67]

2.3 MECANISMOS FISIOPATOLÓGICOS DA HEPATITE C CRÓNICA.

O VHC replica-se principalmente nos hepatócitos, embora possa ser encontrado em vários locais do corpo, incluindo células mononucleares do sangue periférico, células dendríticas, epitélio e sistema nervoso central.

Nas infecções agudas, os linfócitos reconhecem as células infectadas e iniciam uma resposta imunitária para controlar o vírus através do desenvolvimento e persistência de respostas fortes e específicas do vírus por parte dos linfócitos T citotóxicos e das células T auxiliares.

A replicação do vírus da hepatite C ocorre através de um processo de ARN polimerase dependente de ARN que não tem capacidade de revisão das bases nucleotídicas. Este processo replicativo do VHC, propenso a erros, gera assim diversas quasispécies numa pessoa infetada, de tal forma que mesmo uma resposta rápida das células B (ou seja, dos anticorpos) à hepatite C é inadequada para eliminar os subtipos virais em constante mudança.

Por conseguinte, na infeção pelo vírus da hepatite C, a taxa de geração de imunidade de células T específicas do vírus não consegue acompanhar a taxa de emergência de quase-espécies numa infeção. As citocinas inflamatórias medeiam os danos no parênquima hepático através da ativação persistente de células estreladas no parênquima hepático, conduzindo a vários graus de fibrose hepática. A razão pela qual alguns doentes desenvolvem fibrose progressiva e, eventualmente, cirrose, e outros não, é desconhecida, mas foram identificados alguns factores de previsão da progressão, incluindo o sexo masculino, a idade de início da infeção e o consumo de álcool.

2.4 MANIFESTAÇÕES EXTRA-HEPÁTICAS DA INFECÇÃO CRÓNICA POR HEPATITE C

A infeção crónica pelo vírus da hepatite C (VHC) manifesta uma miríade de sinais e sintomas multissistémicos extra-hepáticos e específicos de cada órgão[68-69]

Estas manifestações são comuns e a sua presença parece estar relacionada com a presença de viremia ativa, pelo que os médicos devem ter um elevado índice de suspeição para orientar a necessidade de rastreio imediato do VHC em grupos de alto risco.

2.4.1 Manifestações hematológicas do VHC crónico

As seguintes doenças hematológicas têm sido associadas ao vírus da hepatite C crónica (VHC). Crioglobulinemia mista essencial, gamopatias monoclonais e linfoma.[68-69]

Crioglobulinemia mista essencial. Trata-se de uma doença linfoproliferativa que provoca a deposição de imunocomplexos circulantes em vasos sanguíneos de pequeno e médio calibre, levando a vasculite. Manifesta-se clinicamente como lesões purpúricas palpáveis nas extremidades inferiores, com sintomas de artralgias, glomerulonefrite membranoproliferativa e doença neurológica. Os sintomas clínicos dominantes dependem da região da vasculite ativa, podendo ocorrer necrose dérmica e ulceração da pele. Esta condição patológica tem uma elevada taxa de correlação com a viremia do VHC[70] e a sua presença pode, isoladamente, ser uma indicação para o tratamento antiviral do VHC. No entanto, nem todos os doentes com infeção pelo VHC e crioglobulinemia respondem à terapêutica anti-VHC.

Gamopatias monoclonais. A associação da infeção crónica pelo vírus da hepatite C com gamopatia monoclonal tem sido variável. Suspeitou-se que a infeção pelo genótipo 2a do VHC pode aumentar o risco de desenvolvimento de gamopatias monoclonais.[71] No entanto, esta associação não está claramente definida, uma vez que se observa que a gamopatia monoclonal é comum na população em geral com mais de 50 anos de idade sem VHC.

O rastreio de rotina do VHC quando é diagnosticada uma gamopatia monoclonal não é recomendado, nem a presença de uma gamopatia monoclonal isolada num indivíduo constitui uma indicação para a terapêutica antiviral.

O VHC também tem sido associado a hiperglobulinemia policlonal.[72] Nestes doentes, a gravidade da doença hepática pelo VHC correlaciona-se com a elevação da gamaglobulina e os níveis diminuem após o tratamento bem sucedido do VHC.

Linfoma. A infeção pelo vírus da hepatite C (VHC) tem sido associada ao desenvolvimento de vários tipos de linfoma, nomeadamente o linfoma não-Hodgkin de células B e os seus subtipos, bem como o linfoma hepático primário.[73]

O linfoma manifesta-se clinicamente como anemia inexplicável ou linfadenopatia com sintomas constitucionais de perda de peso, suores noturnos e hepatoesplenomegalia.

O tratamento bem sucedido do VHC pode reduzir o risco de linfoma nos doentes que obtêm uma resposta virológica sustentada (RVS).

2.4.2 Doenças auto-imunes

A infeção crónica pelo vírus da hepatite C (VHC) está associada a doenças auto-imunes. Os auto-anticorpos mais comuns nas infecções crónicas pelo VHC são os anticorpos antinucleares, o fator reumatoide, os anticorpos anticardiolipina, os anticorpos para o músculo liso ou os anticorpos antitiroideus.[74] Na infeção crónica pelo VHC, são encontradas as seguintes doenças auto-imunes. Hepatite autoimune, doença da tiroide, sialadenite e púrpura trombocitopénica autoimune (PTI).

A presença de manifestações clínicas e laboratoriais de doenças auto-imunes pode resultar em dificuldades de diagnóstico na diferenciação de doenças auto-imunes puras das que ocorrem devido à infeção crónica pelo VHC .

Hepatite autoimune. A infeção crónica pelo VHC pode levar à formação de anticorpos contra a actina e contra os microssomas hepáticos/renais (anti-LKM-1), que são caraterísticos da hepatite autoimune dos tipos 1 e 2, respetivamente.

É importante determinar a causa primária da hepatite do doente em doentes com HCV e anticorpos anti-LKM-1 porque as modalidades de tratamento variam entre os dois grupos.[75]

Os anticorpos anti-LKM-1 em doentes com VHC são dirigidos a epítopos diferentes do citocromo P450 2D6 (CYP2D6, o antigénio alvo) do que os anticorpos em doentes com hepatite autoimune,[76] o que ajuda a diferenciar entre doentes cuja hepatite se deve principalmente ao VHC e doentes cuja hepatite se deve a uma hepatite autoimune.

Doença da tiroide. Esta doença é comum em doentes do sexo feminino com infeção crónica pelo vírus da hepatite C (VHC). Em geral, os anticorpos antitiroideus estão presentes em 5 a 17% dos doentes infectados com VHC,[77] Os testes de função tiroideia devem ser verificados quando um doente é diagnosticado pela primeira vez com VHC. Os doentes que apresentem hipotiroidismo devem receber substituição da hormona tiroideia.

Sialadenite. Esta manifesta-se como a síndrome de Sjogren e foi descrita em doentes com infeção crónica pelo vírus da hepatite C (VHC).[78] No entanto, a sialadenite no contexto do VHC tem frequentemente sintomas mínimos ou nenhuns em comparação com os doentes com síndrome de Sjogren, que têm frequentemente sintomas de olhos secos e boca seca.

Trombocitopenia imune (PTI) e anemia hemolítica autoimune. Parece existir uma associação entre a infeção crónica pelo vírus da hepatite C (VHC) e a PTI e/ou a anemia hemolítica autoimune.[79] A terapêutica com interferão pode, no entanto, agravar estas manifestações ou ser a única responsável pela sua manifestação clínica.

2.4.3 Manifestações dermatológicas do VHC crónico

Uma variedade de doenças dermatológicas pode estar associada à infeção pelo vírus da hepatite C (VHC).[80] A resposta dermatológica ao tratamento da infeção crónica subjacente pelo VHC é, no entanto, variável.

Porfiria cutânea tardia (PCT). Por mecanismo desconhecido, a infeção pelo VHC pode desencadear a ocorrência de PCT em indivíduos predispostos. A porfiria cutânea tardia (PCT) é uma doença cutânea causada por uma redução da atividade da uroporfirinogénio descarboxilase hepática. As manifestações clínicas incluem erupção cutânea fotossensível, fragilidade da pele, hematomas, hirsutismo facial e vesículas ou bolhas que podem tornar-se hemorrágicas.

Todos os doentes com PCT devem ser submetidos a um rastreio da infeção pelo VHC. O tratamento com interferão alfa deve ser considerado em doentes infectados pelo VHC que manifestem PCT. A flebotomia para reduzir o excesso de ferro é importante antes da terapia antiviral, uma vez que oferece alívio sintomático.

Vasculite leucocitoclástica. Este padrão de vasculite pode ocorrer em conjunto com a crioglobulinemia mista essencial acima descrita, apresentando-se clinicamente com púrpura palpável dos membros inferiores e petéquias. A biopsia da pele demonstra uma vasculite cutânea com destruição dos vasos sanguíneos dérmicos associada a uma infiltração neutrofílica dentro e à volta da parede dos vasos

As lesões nervosas associadas são comuns nos nervos periféricos dos membros inferiores, devido a alterações vasculíticas que envolvem os vasa nervorum

Esta doença dermatológica comum manifesta-se como pápulas pruriginosas, violáceas, de topo plano, com uma distribuição generalizada. Pode também envolver as membranas mucosas, o cabelo e as unhas. Os anticorpos contra o vírus da hepatite C (VHC) estão presentes em 10 a 40 por cento dos doentes, embora a existência de uma associação causal seja incerta.[68] No entanto, a LP pode ocorrer com o tratamento com interferão para o VHC crónico. Não é claro se é induzido pelo interferão ou se é uma exacerbação da doença latente na infeção crónica pelo VHC.

Eritema acral necrolítico. Manifesta-se como uma doença cutânea semelhante à psoríase, caracterizada por placas eritematosas a hiperpigmentadas, com margens acentuadas, com escamas variáveis e erosão nas extremidades inferiores. Está associado à positividade dos anticorpos para o vírus da hepatite C (HCV).[81]

Foi observada uma melhoria clínica num doente que tinha sido tratado para o VHC com interferão alfa e alguns benefícios do sulfato de zinco oral.[82]

2.4.4 Diabetes Mellitus (DM).

Como já foi referido, a infeção pelo vírus da hepatite C (VHC) foi associada à diabetes mellitus em vários estudos.[43, 83] No entanto, o rastreio de rotina da diabetes mellitus não é recomendado com base apenas na presença do VHC. A idade avançada, a obesidade, a fibrose hepática grave e uma história familiar de diabetes mellitus são factores de risco identificados para o desenvolvimento de DM. A causa da associação do VHC com a diabetes não é conhecida. As postulações comuns relacionam-se com o facto de os doentes diabéticos terem mais exposições parenterais do que a população em geral, o que os coloca em maior risco de transmissão de vírus.

Além disso, a presença de cirrose pode estar associada a uma tolerância à glicose diminuída, pelo que os estudos que não excluíram a cirrose podem atribuir falsamente o desenvolvimento de DM apenas à infeção crónica pelo VHC.

2.4.5 Manifestações oftalmológicas do VHC crónico

A infeção pelo VHC tem sido associada a uma variedade de perturbações oculares, tal como mencionado anteriormente. Estas incluem úlceras da córnea, uveíte, esclerite e ceratoconjuntivite seca.[78, 84] Além disso, podem ocorrer hemorragias da retina, manchas de algodão e obstrução dos vasos da retina durante a terapêutica com interferão.

2.4.6 Doença renal

A glomerulonefrite membranoproliferativa ocorre em associação com a infeção crónica pelo VHC.[85] A patogénese parece estar relacionada com a deposição de complexos imunes contendo anti-VHC e ARN do VHC nos glomérulos. As diretrizes de prática clínica do Kidney Disease Improving Global Outcomes (KDIGO) recomendam o rastreio da doença renal no momento do diagnóstico do VHC e, posteriormente, anualmente, através de análises à urina e à creatinina sérica.[86]

Com o tratamento adequado do VHC e a subsequente diminuição do ARN do VHC, a doença renal tende a diminuir.

2.4.7 Músculo-esquelético

Estudos revelaram uma associação entre o vírus da hepatite C (VHC) e a diminuição da densidade mineral óssea e fracturas.[87-88] O risco foi mais elevado nas pessoas co-infectadas com o VHC e o VIH (3,1 eventos/1000 pessoas-ano).[88] Este facto pode estar relacionado com a resposta inflamatória crónica e a disfunção hepática.

Para além da osteoporose relacionada com o VHC, foi também descrita a osteosclerose associada à hepatite C. Esta doença é caracterizada por um aumento acentuado da massa óssea durante a vida adulta. O espessamento do osso periosteal, endosteal e trabecular ocorre em todo o esqueleto, com exceção do crânio. O aumento da remodelação pode responder aos bifosfonatos ou à calcitonina, ou pode regredir espontaneamente. As anomalias nos factores de crescimento semelhantes à insulina (IGF-1 e IGF-II) ou nas suas proteínas de ligação podem contribuir para o aumento da formação óssea nesta doença.[89]

2.5 DIAGNÓSTICO

2.5.1 Ensaios serológicos

Os ensaios serológicos para o VHC baseiam-se na deteção de anticorpos contra o VHC. O teste serológico mais utilizado para a deteção de anticorpos da hepatite C é o ensaio imunoenzimático

(ELISA) de terceira geração; este método tem uma especificidade de 99% e uma sensibilidade de 99%.[90] Nos 15% de indivíduos infectados que eliminam o vírus espontaneamente, os resultados destes testes de anticorpos permanecem positivos e, portanto, não podem ser utilizados para confirmar a infeção ativa.

Em doentes imunodeprimidos infectados com o VHC, que são incapazes de montar uma resposta imunitária à proteína viral e não produzem anticorpos, ocorrem resultados de teste falso-negativos, o que explica a falsa negatividade em doentes com VIH/SIDA, doentes com insuficiência renal em hemodiálise, doentes com transplante de órgãos sólidos ou crioglobulinemia mista associada ao VHC e pessoas com um estado de imunodeficiência hereditária de agamaglobulinémia.[91-92] A confirmação da infeção em curso nesta categoria requer, por conseguinte, a deteção do ARN do VHC por PCR, utilizando um ensaio molecular qualitativo ou quantitativo.

2.5.2 Ensaios moleculares

Estes ensaios detectam a presença viral do VHC e podem também quantificar a carga viral da doença. Pode ser detectada uma contagem tão baixa como 9,6 UI/L. Um ensaio molecular qualitativo negativo constitui uma forte evidência contra a infeção viral ativa, enquanto o teste quantitativo do ARN do VHC reflecte a carga viral, que é um importante indicador do resultado da terapêutica anti-VHC, mas não da probabilidade de progressão da doença.[93]

Os ensaios de sonda de linha são utilizados para a diferenciação genotípica do VHC. A determinação do genótipo é obrigatória, uma vez que determina o resultado esperado do tratamento e a duração da terapêutica.

Quadro 1 Interpretação serológica dos testes de anticorpos contra o VHC.

Anti-HCV	HCV RNA	Interpretation
Positive	Positive	Acute or chronic HCV depending on the clinical context
Positive	Negative	Resolution of HCV;Acute HCV during Period of low –level viraemia
Negative	Positive	Early acute HCV infection; Chronic HCV in Immunosuppression state; false positive HCV RNA test
Negative	Negative	Absence of HCV infection

Adaptado das diretrizes práticas da AASLD. Ghany et al. Hepatology abril de 2009, página 1338.

2.5.2 Biópsia hepática.

A biopsia hepática é útil para determinar a necessidade de terapêutica e monitorizar a resposta ao tratamento. Embora não seja considerada obrigatória antes de iniciar o tratamento, documenta a quantidade de necroinflamação em curso (grau) e o grau de fibrose (estádio) da doença. Foram concebidos sistemas de pontuação para definir o grau e o estádio da doença hepática. Os mais utilizados são o Metavir[94] e o Ishak.[95] Utilizando estes sistemas de pontuação para determinar a terapêutica, recomenda-se que os doentes com uma pontuação Metavir > ou =2 ou uma pontuação Ishak > ou =3 sejam tratados. É importante salientar que os marcadores de fibrose hepática disponíveis no mercado são insuficientes para definir com exatidão todas as fases da fibrose e espelhar a informação derivada da biopsia hepática. Por conseguinte, a biópsia hepática é altamente recomendada em pessoas infectadas pelo VHC que não apresentem fortes indícios clínicos de cirrose.

2.5.3 Níveis de aminotransferase

Os níveis de aminotransferases no sangue indicam o grau de lesão hepática. A ALT é utilizada com mais frequência, uma vez que é mais específica para a lesão da membrana hepática. Em doentes com factores de risco para a infeção pelo VHC e nos quais não existe outra explicação para o aumento dos níveis enzimáticos, os níveis elevados de aminotransferases estão altamente associados à infeção pelo VHC.

No entanto, os níveis de alanina transaminase podem aumentar noutras doenças, limitando assim a sua especificidade para a infeção pelo VHC, e os níveis podem não aumentar na infeção pelo VHC em 30% dos indivíduos infectados pelo VHC. Alguns indivíduos com valores normais de ALT podem ter doença hepática avançada e os níveis de ALT tendem a baixar à medida que a cirrose se desenvolve.

No entanto, quando o nível de ALT, e todas as outras medidas padrão da função hepática (AST, fosfatase alcalina, bilirrubina, imunoglobulinas, albumina), são normais e a contagem completa de células sanguíneas é normal numa pessoa infetada pelo VHC, a probabilidade de doença hepática significativa é muito baixa. Em resumo, a ALT e outros marcadores de lesão hepática são úteis para selecionar quem deve ser tratado para a hepatite C e para monitorizar a resposta ao tratamento.

2.6 TRATAMENTO

2.6.1 Seleção de doentes

Qualquer doente com infeção por hepatite C pode ser considerado para terapêutica, mas a decisão de tratamento deve ser individualizada com base nos riscos e benefícios globais da terapêutica. Os doentes com infeção crónica pelo VHC e evidência de lesão hepática, incluindo níveis elevados de aminotransferase sérica, alterações necroinflamatórias na biopsia hepática, sem descompensação clínica e sem contra-indicações, devem ser considerados para tratamento.

As contra-indicações específicas incluem doença concomitante grave, transplante prévio de órgãos sólidos, hepatite autoimune, hipertiroidismo, gravidez ou depressão não controlada. Deve ser efectuada uma avaliação neuropsiquiátrica pré-tratamento em todos os doentes. Se a história clínica revelar depressão, ansiedade ou outra doença psiquiátrica, deve ser solicitada uma consulta de psiquiatria para avaliação, tratamento e acompanhamento durante o período de tratamento com interferão. A psicose e a ideação homicida ou suicida são fortes contra-indicações para a terapêutica. Isto deve-se ao facto de a psicose induzida pelo interferão ser uma complicação potencial das terapias à base de interferão e poder agravar uma doença psiquiátrica preexistente, conduzindo ao suicídio. A doença psiquiátrica grave pode também afetar a adesão à terapêutica ou a perda total do seguimento, contribuindo assim para o aparecimento de resistência ao VHC.

2.6.2 Medicamentos

O tratamento padrão do VHC, quer em mono quer em co-infeção, emprega interferão peguilado e ribavirina (RBV) durante 24 semanas nos genótipos 2 e 3 e 48 semanas no genótipo 1.[96] O resultado da terapêutica com esta combinação às 12 semanas é geralmente previsível com base na eliminação completa da infeção ou, pelo menos, numa diminuição de 2-log da carga viral (medida com o mesmo ensaio PCR utilizado no início do tratamento). As taxas de resposta virológica sustentada (RVS) com o tratamento foram geralmente mais elevadas nos genótipos 2 e 3 do VHC.[96] Outros factores relacionados com um melhor resultado do tratamento têm a ver com cargas virais baixas, sexo feminino, idade inferior a 40 anos e ser não afro-americano. Os indivíduos com um peso corporal inferior a 75 kg, ausência de resistência à insulina, ALT elevada três vezes o limite superior do normal (3XULN) e ausência de cirrose na biopsia hepática também têm bons resultados. A capacidade de um doente para tolerar doses mais elevadas de medicamentos de tratamento, ou seja, (1,5mcg/kg/semana de interferão peguilado e >10,6mg/kg de ribavirina) tem sido atribuída a uma elevada probabilidade de atingir a RVS.

Este tratamento baseado no interferão em combinação com a ribavirina tem efeitos secundários tóxicos e é marginalmente eficaz, atingindo taxas de cura de 70-80% nos genótipos 2 e 3 do VHC e de 45-70% no genótipo 1.[97] Os futuros objectivos da terapia do VHC exigirão certamente uma combinação de antivíricos que visem múltiplos aspectos do ciclo de vida viral, à semelhança do que existe atualmente no tratamento do VIH.

2.6.3 Agentes antivirais de ação direta (AAD)

Com a aprovação do boceprevir e do telaprevir, a Associação Americana para o Estudo das Doenças do Fígado (AASLD) actualizou as suas diretrizes de tratamento para o genótipo 1 da hepatite C de modo a incluir qualquer um dos agentes antivíricos diretos recentemente aprovados numa terapia tripla.[98] A duração do tratamento com este novo agente é determinada por um algoritmo guiado pela resposta.[99]

A desvantagem da terapêutica à base de interferão é bem conhecida, mesmo em combinação com AAD nesta terapêutica tripla, é impedida por um longo e complexo curso de terapêutica, para além da sua eficácia reduzida observada em doentes com resposta nula prévia e cirróticos e da baixa tolerabilidade. Por conseguinte, esta combinação tem opções terapêuticas limitadas em termos de seleção de doentes devido às contra-indicações ao interferão.

2.6.4 Toda a terapia oral anti-VHC sem interferão

A recente aprovação do sofosbuvir pela FDA anunciou um tratamento anti-VHC de curta duração, totalmente oral e sem interferão, para adultos com infecções pelos genótipos 2 e 3 do VHC em combinação com ribavirina.[100]

O segundo grupo de doentes com infeção crónica pelo VHC que tem indicação para o sofosbuvir encontra-se em adultos não tratados previamente com infecções dos genótipos 1 e 4. Neste grupo, o sofosbuvir é, no entanto, administrado em combinação com PEG-IFN e ribavirina.[101]

O sofosbuvir é um inibidor análogo de nucleótidos da polimerase NS5B do VHC. Exerce uma potente atividade antivírica contra os genótipos 1 a 6 do VHC e é tomado uma vez por dia numa dose de 400 mg. Os preditores tradicionais de resposta, como o genótipo IL28B e a carga viral de base, não parecem afetar as taxas de resposta nas terapias baseadas no sofosbuvir. Existem outras indicações emergentes para a administração de sofosbuvir e de outros agentes antivíricos após o transplante hepático, quando existe evidência de recorrência do VHC. Assim, o sofosbuvir em combinação com o daclatasvir oferece o potencial para uma terapêutica totalmente oral para o tratamento da infeção pelo VHC após o transplante hepático[102] e pode, de facto, ser utilizado na fase pré-transplante para prevenir a recorrência da infeção pelo VHC após o transplante.[103]

Esta combinação de tratamento também é útil na co-infeção VIH/HCV e não há relatos de efeitos adversos no contexto da coadministração de sofosbuvir com múltiplos medicamentos anti-retrovirais.

O simeprevir, que é um inibidor da protease aprovado em 2013, demonstrou ter um efeito potente em combinação com o sofosbuvir, resultando em elevadas RVS em doentes infectados com o genótipo 1 do VHC, mesmo em doentes com resposta nula e cirróticos. Estão atualmente a ser desenvolvidos outros inibidores da protease de segunda geração.

Assim, estes agentes antivirais de ação direta parecem ter como alvo vários componentes do genoma do VHC, o que resulta numa elevada barreira à resistência viral, numa duração de tratamento mais curta, numa dose única diária, na ausência de restrições alimentares, em poucas interações medicamentosas clinicamente significativas e numa eficácia semelhante em todos os genótipos.

A probabilidade de resposta à terapêutica pode ser prevista nos doentes através da medição da cinética viral em pontos específicos da terapêutica; pode também prever a duração da terapêutica e uma regra de interrupção para os doentes com CLD relacionada com o VHC. Esta abordagem limita a duração da exposição à quimioterapia, reduzindo assim a toxicidade e poupando custos. O objetivo máximo do tratamento é conseguir uma resposta virológica sustentada (RVS), que é definida como a ausência de partículas virais detectáveis no soro de um doente tratado após seis meses de conclusão da terapêutica. É o melhor indicador da resposta a longo prazo ao tratamento. Os indivíduos tratados podem não responder ou ter uma recaída após o tratamento (quadro 2).

Quadro 2 *Definição dos termos dos resultados do tratamento do VHC utilizando a cinética viral*

Virological response	Definition	Clinical Utility
Rapid virological response (RVR)	HCV RNA negative at treatment week 4 by a sensitive PCR-based quantitative assay	May allow shortening of course for genotypes 2&3 and possibly genotype 1 with low viral load
Early virological response (EVR)	≥ 2 log reduction in HCV RNA level compared to baseline HCV RNA level (partial EVR) or HCV RNA negative at treatment week 12 (complete EVR)	Predicts lack of SVR
End-of-treatment response (ETR)	HCV RNA negative by a sensitive test at the end of 24 or 48 weeks of treatment	
Sustained virological response (SVR)	HCV RNA negative 24 weeks after cessation of treatment	Best predictor of a long-term response to treatment
Breakthrough	Reappearance of HCV RNA in serum while still on therapy	
Relapse	Reappearance of HCV RNA in serum after therapy is discontinued	
Nonresponder	Failure to clear HCV RNA from serum after 24 weeks of therapy	
Null responder	Failure to decrease HCV RNA by < 2 logs after 24 week of therapy	
Partial responder	Two log decrease in HCV RNA but still HCV RNA positive at week 24weeks	

Adaptado das diretrizes práticas da AASLD. Ghany et al. Hepatology abril de 2009, página 1341.

2.7 CO-INFECÇÕES HIV/HCV E DOENÇA HEPÁTICA.

As provas sugerem que o VIH acelera a progressão da doença hepática causada pelo VHC, especialmente quando a imunodeficiência associada ao VIH progride.[34] As pessoas seropositivas têm menos probabilidades do que as pessoas seronegativas de eliminar espontaneamente a infeção aguda pelo VHC e desenvolvem mais frequentemente doença hepática crónica. Os indivíduos co-infectados têm cargas virais de VHC mais elevadas, são mais susceptíveis de sofrer uma progressão da doença hepática e não respondem bem à terapêutica contra o VHC.[32]

Pensa-se que estas observações se devem a uma resposta imunitária mais fraca contra o VHC no estado de imunossupressão do VIH. Foi encontrada uma associação entre a baixa contagem atual ou a mais baixa contagem de células T CD4 e a persistência do VHC, a progressão da doença hepática e a fraca resposta ao tratamento. Tem-se postulado que os indivíduos co-infectados que iniciaram o tratamento antirretroviral antes de a sua contagem de CD4 ter descido para menos de 300 células/mm^3 têm mais probabilidades de controlar espontaneamente o VHC do que aqueles que tiveram um nadir de células T CD4 mais baixo.

No entanto, os estudos também produziram resultados mistos em relação à progressão da doença hepática quando os doentes co-infectados são efetivamente controlados com HAART. Enquanto alguns encontraram benefícios no facto de a HAART abrandar a progressão da doença hepática quando as pessoas co-infectadas são eficazmente controladas com o tratamento do VIH e têm contagens de células CD4 mais elevadas[104] , outros relataram um agravamento da progressão da doença hepática apesar da HAART e de uma função imunitária bem preservada.[105] Uma das razões associadas à progressão da doença hepática está relacionada com a longa duração da HAART, a resistência à insulina e o sexo masculino. Outras foram o consumo concomitante de drogas ilícitas por via intravenosa e o consumo de álcool.

Estudos realizados por Benhamon Y *et al*[33] demonstraram que a infeção pelo VIH acelera a doença hepática causada pelo VHC nos co-infectados, conduzindo à fibrose hepática entre 6 a 10 anos, em vez de 20 a 30 anos na mono-infeção pelo VHC. Outros estudos verificaram de forma semelhante a progressão da doença hepática no estado de co-infeção VIH/VHC.[106]

Observou-se que, mesmo em estudos que encontraram taxas semelhantes de progressão da fibrose hepática entre populações de pessoas mono e co-infectadas com o VHC, os indivíduos co-infectados com o VIH/VHC tinham duas vezes mais probabilidades de progredir dois estádios fibróticos do que os monoinfectados.

Os estudos nigerianos efectuados para avaliar o efeito da co-infeção na doença hepática não encontraram qualquer impacto significativo da co-infeção VIH/HCV na doença hepática na linha de base e na resposta virológica e imunológica do VIH à HAART.[107-108]

A infeção pelo VIH, por si só, está associada a colangite esclerosante secundária e fibrose hepática,[109] um efeito que se agrava com a co-infeção pelo VHC. Também é reconhecido um fenómeno de doença hepática associada ao VIH que se manifesta histologicamente como hiperplasia regenerativa nodular associada à doença hepática relacionada com o VIH.[110]

2.8 CO-INFECÇÃO HIV/HCV E RESPOSTA IMUNITÁRIA AO HAART

As respostas imunitárias na infeção pelo VHC desempenham um papel importante na sua etiopatogénese. Na infeção pelo VHC, uma combinação de respostas imunitárias específicas das células CD4 e CD8 anti-VHC ajuda na recuperação da fase aguda da infeção e também evita a progressão para a fase crónica. No entanto, o efeito desta ativação imunitária do VHC na infeção crónica favorece a transcrição do VIH nas células infectadas, levando a uma destruição mais rápida dos linfócitos CD4-T. Por conseguinte, a recuperação imunitária após o início da HAART, que se verifica normalmente na mono-infeção por VIH ou na co-infeção com o vírus da hepatite B, pode estar ausente na co-infeção VIH/VHC. Isto pode dever-se ao efeito deletério da ativação imunitária ou à infeção direta das células imunitárias pelo próprio VHC. Korner e seus colegas[111] sugeriram que pode existir um mecanismo sinérgico na co-infeção VIH/VHC que acelera a destruição apoptótica das células T CD4+ na co-infeção VIH/VHC.

Os efeitos do VHC sobre o VIH em termos de resposta imunitária ao tratamento do VIH são controversos. Numa coorte suíça, Grub et al[112] demonstraram que os indivíduos co-infectados com VIH/HCV apresentavam uma resposta deficiente das células CD4 à HAART,[113] , ao passo que, noutro estudo realizado em Baltimore[114] , não foi demonstrada qualquer deficiência na recuperação das células CD4 na co-infeção VIH/HCV.[115] A coorte suíça recrutou doentes com VIH, independentemente do estádio da doença ou do nível de imunossupressão, com uma contagem média inicial de células CD4 de 172 células/ml (70-322), que já apresentavam a doença que define a SIDA, com um comportamento concomitante de alto risco de consumo de drogas por via intravenosa (IVDU). O grupo de Baltimore recrutou uma coorte razoavelmente imunocompetente com CD4 de base >200células/ml e não tinha doença definidora de SIDA à entrada. Por conseguinte, não apresentavam complicações avançadas da doença hepática causada pelo VHC à entrada no estudo. Isto pode explicar a disparidade nos seus resultados, uma vez que a coorte suíça utilizou doentes com SIDA, enquanto o estudo de Baltimore foi realizado entre indivíduos infectados com VIH com um grau razoável de imunocompetência.

Num estudo nigeriano realizado por Abaci et al[108] sobre o efeito do VHC na resposta da doença VIH à HAART, verificou-se que não existem diferenças na resposta à HAART em termos de supressão da carga viral do VIH e de recuperação das células T CD4 entre a mono e a co-infeção. As provas demonstraram que

que os indivíduos co-infectados com níveis elevados de ativação imunitária das células CD8 têm um risco acrescido de progressão do VIH, sendo este efeito reforçado pela infeção crónica pelo VHC.[116] Está também provado que o sucesso do tratamento do VHC na co-infeção VIH/VHC ou a eliminação espontânea do ARN do VHC melhoram a recuperação das células CD4, independentemente da HAART.[117] É de notar que os estudos anteriores que investigaram os efeitos do VHC na história natural do VIH utilizaram apenas o estado serológico dos anticorpos contra o VHC, o que pode incluir falsamente os indivíduos que se libertam espontaneamente e que já não estão cronicamente infectados pelo VHC. No Canadian Confection Cohort Study (CCC), verificou-se que a progressão das células CD4 é afetada negativamente pela presença de replicação contínua do VHC nos co-infectados.[118]

Isto sugere, portanto, que a infeção ativa pelo VHC afecta a restauração imunitária mesmo após anos de exposição à HAART. O que se sabe é que a contagem de CD4 pode ser afetada pela presença de hipertensão portal associada ao VHC com esplenomegalia concomitante com sequestro esplénico de células T CD4, dando uma falsa aparência de um estado de imunodeficiência mais grave na cirrose avançada. Este facto pode ter sido responsável pelos resultados da coorte suíça.[119]

Parece, portanto, que a co-infeção VIH/HCV pode ser o problema se houver uma recuperação imunitária deficiente num doente com VIH em TARV ou se houver uma progressão rápida para SIDA apesar do tratamento adequado do VIH, o que sugere que o tratamento precoce do VHC na co-infeção VIH/HCV pode ser benéfico.

Estudos demonstraram que a co-infeção do VIH com o genótipo 1b do VHC está associada a uma progressão mais rápida do VIH para SIDA e morte em UDI e hemofílicos.[120] Os mecanismos que se suspeita serem responsáveis pela progressão para SIDA neste contexto são a estimulação imunitária não específica que aumenta a replicação do VIH e também o efeito citopático direto da infeção pelo VHC nas células T CD4.

2.9 EFEITOS DOS MEDICAMENTOS NOS CO-INFECTADOS.

2.9.1 Hepatotoxicidade da HAART.

Todas as 3 classes de medicamentos ARV são potencialmente hepatotóxicas; alguns NRTI têm toxicidade mitocondrial [por exemplo, didanosina, estavudina], que se manifesta por acidose láctica, esteatose hepática e pancreatite.[121]

Num estudo realizado por Melvin et al[122] sobre o impacto da co-infeção na tolerabilidade da HAART, este demonstrou que as interrupções da HAART devido a hepatotoxicidade em doentes co-infectados com VIH/VHC ocorriam um ano mais cedo e eram 10 vezes mais elevadas do que em doentes com mono-infeção por VHC. Esta observação é ainda corroborada por um estudo africano realizado na Tanzânia sobre a eficácia da HAART na co-infeção entre mulheres, no qual se verificou que as mulheres africanas com co-infeção apresentavam uma recuperação mais lenta das células CD4 e uma hepatotoxicidade mais elevada, mas sem aumento da mortalidade.[123] Sulkowski *et al*[124] demonstraram que a nevirapina e o efavirenz, ambos do grupo dos NNRTI, provocaram uma toxicidade grave em doentes co-infectados com VIH/HCV e que, no grupo dos inibidores da protease (IP), o ritonavir está sobretudo associado à hepatotoxicidade[125], para além do facto de se saber que os IP provocam resistência à insulina, DM, lipodistrofia e esteato-hepatite não alcoólica (NASH).A infeção pelo VHC também tem sido implicada na disfunção das mitocôndrias hepáticas[126], o que dá um espetro aditivo à hepatotoxicidade em situações de co-infeção.

2.9.2 Interação medicamentosa da HAART com o tratamento do VHC nas pessoas co-infectadas.

A administração concomitante de ribavirina (RBV) aumenta a porção ativa da didanosina[127] e a RBV diminui a fosforilação da zidovudina e da estavudina, diminuindo assim a sua eficácia.[128]

2.10 FACTORES QUE ACELERAM A DOENÇA HEPÁTICA NA CO-INFECÇÃO HIV/HCV

Verificou-se que os seguintes factores aceleram a doença hepática na co-infeção: Consumo diário de álcool de 50 g (seis unidades) ou mais, contagem de células CD4 <200 células/ml, idade >25 anos na altura da infeção pelo VHC e efeitos de outras co-infecções virais.[129]

Um estudo efectuado por Puoti et al[130] concluiu que uma contagem de células CD4 inferior a 500 células/ml está associada a um aumento da taxa de formação de septos fibrosos no fígado, sugerindo que pode ser necessário algum grau de imunossupressão para a progressão da fibrose hepática.

Os doentes podem abusar de outras drogas hepatotóxicas, como as anfetaminas e a cocaína, ambas conhecidas por causarem hepatite, e alguns doentes obesos podem estar predispostos a síndromes metabólicas anormais, como a hepatite não alcoólica estato-hepática (NASH).

CAPÍTULO TRÊS

3.0 JUSTIFICAÇÃO DO ESTUDO.

Tendo salientado o peso das mortes hepáticas devidas à infeção pelo VHC não tratada em doentes co-infectados com o VIH e o peso da doença hepática crónica relacionada com o VHC, justifica-se a realização de um estudo de prevalência como este para se obter uma avaliação local da co-infeção e dos factores de risco associados. Por conseguinte, este estudo foi concebido para estimar a taxa de infeção pelo VHC em pessoas infectadas pelo VIH em relação a pessoas seronegativas, com base na hipótese de que a seropositividade ao VHC seria mais elevada nos doentes infectados pelo VIH do que na população não infetada pelo VIH.

O facto de a hepatotoxicidade da HAART ser agravada na presença de um VHC não tratado é outra justificação para este estudo.

Os resultados deste estudo permitirão selecionar adequadamente a terapêutica HAART e identificar os doentes com elevado risco de transmissão vertical do VHC e de hepatotoxicidade induzida por medicamentos.

Este estudo constituiria uma base de referência para medidas de rastreio mais específicas e ou recomendações para avaliações posteriores e orientações de tratamento para os doentes com VIH no nosso meio.

3.1 OS PRINCIPAIS OBJECTIVOS SÃO:

a) Determinar a seroprevalência da infeção pelo VHC em doentes com VIH em comparação com controlos negativos para o VIH.

b) Avaliar as caraterísticas clínicas da infeção pelo VHC em doentes com VIH em comparação com controlos negativos para o VIH.

c) Avaliar os factores de risco para a aquisição de HCV em doentes com VIH em comparação com controlos negativos para o VIH.

CAPÍTULO QUATRO

MATERIAIS E MÉTODOS

4.0 LOCAL DE ESTUDO

Este estudo foi realizado no Hospital Universitário de Lagos (LUTH) entre outubro de 2013 e janeiro de 2014. O LUTH é um hospital com 603 camas que serve mais de quatro áreas governamentais locais do Estado de Lagos desde 1962. É composto por vários departamentos e clínicas especializados, entre os quais as especialidades de medicina geral, a clínica de VIH, o banco de sangue e o departamento de ambulatório geral.

4.1 SUJEITOS DO ESTUDO

Trata-se de um estudo de caso-controlo efectuado em 187 casos confirmados de VIH, ingénuos aos anti-retrovirais, provenientes da clínica de VIH do LUTH, e 187 controlos negativos para o VIH, constituídos por 98 dadores não comerciais relacionados com os doentes, 65 indivíduos que compareceram voluntariamente no banco de sangue para fazer o teste de confirmação do VIH, tendo apresentado resultados negativos no teste rápido de rastreio. Os restantes provinham das clínicas de ambulatório do Hospital Universitário de Lagos. Todos os doentes consecutivos com VIH/SIDA que deram o seu consentimento foram considerados como casos e, por conseguinte, elegíveis para inclusão no estudo. Os indivíduos de controlo eram indivíduos seronegativos em termos de idade e sexo. O rastreio do VIH I e II foi efectuado com o kit ELISA (1&2 Stat-Pak) e confirmado com o immunoblot (Bio-Rad, Nova path Diagnostic Group, EUA).

4.1.1 Critérios de inclusão.

Doentes seropositivos virgens de tratamento com idade superior a 18 anos.

4.1.2 Critérios de exclusão.

Foram excluídos os indivíduos com menos de 18 anos de idade, as mulheres grávidas e os indivíduos com evidência clínica de doença hepática crónica ou outras doenças debilitantes crónicas.

4.1.3 Tamanho da amostra.

A dimensão da amostra foi calculada utilizando a fórmula padrão da OMS, assumindo uma taxa de prevalência de 10% de HCV (com base em taxas de prevalência de HCV previamente estabelecidas na Nigéria). [7-13]

$$\text{Sample size } [n] = \frac{Z^2PQ}{d^2}$$

$$n = \frac{[1.96]^2 \times 0.1 \times [1-0.1]}{[0.05]^2} = 138$$

Em que n=tamanho estimado da amostra, Z=1,96 correspondendo a um intervalo de confiança de 95%, P=0,1, d=limite de precisão desejado=5%, Q= (1-P). Para aumentar o poder do estudo, foi utilizado no estudo um número de indivíduos e controlos superior ao tamanho da amostra calculado.

4.2 MÉTODOS.

4.2.1 Consentimento

Foram assinados consentimentos informados por escrito por 187 indivíduos seropositivos e 187 controlos voluntários, seguidos de uma história detalhada utilizando um questionário estruturado de perguntas fechadas (Anexo I) para obter dados sociodemográficos e factores de risco para a aquisição da infeção pelo VHC e para o desenvolvimento de doença hepática crónica (DHC). O consumo de álcool foi avaliado tomando a medida padrão de uma unidade como equivalente a dez mililitros ou 8 g de álcool puro, ou 25 ml de uma única medida de uísque (ABV 40%), ou metade de um litro de cerveja (ABV 5-6%) ou metade de um copo padrão (175 ml) de vinho tinto (ABV 12%).[131] A média nigeriana de uma garrafa de cerveja é considerada como 1 a 2 unidades de álcool.[132]

4.2.2 Exame clínico

Foi efectuado um exame físico detalhado para procurar estigmas de doença hepática crónica e também sinais físicos de factores de risco para a aquisição do VHC, como escarificações, locais de injeção e tatuagens. A administração do questionário e os exames físicos foram efectuados pelo investigador.

4.2.3 Recolha de amostras

Foram colhidos cinco mililitros de sangue venoso total da veia antecubital de cada indivíduo com a seringa Sarstedt Monovette (R) para um tubo seco, por mim apoiado por flebotomistas na clínica de VIH apoiada pelo Programa de Emergência dos Presidentes para o Alívio da SIDA (PEPFAR). As amostras de soro foram separadas por centrifugação no prazo de seis horas após a colheita e armazenadas a -20C no laboratório LUTH (Nigéria) da APIN (Aids Prevention Initiative in Nigeria). O anticorpo do VHC foi testado utilizando um kit de ensaio imunoenzimático (ELISA) de terceira geração, disponível comercialmente como DIA PRO Diagnostic Bioprobes, srl.Itália (sensibilidade e especificidade de 99%). Foram seguidas as instruções do fabricante. A alanina transaminase sérica (ALT) foi analisada com um analisador automático (Roche-Boehringer Mannheim Co, Alemanha). A contagem de células T CD4+ foi determinada por citometria de fluxo (Partec GmbH, Munster, Alemanha).

Estes procedimentos foram efectuados pelos técnicos de laboratório ligados à clínica do VIH e ao banco de sangue do LUTH. A aprovação do comité de ética da instituição foi obtida antes do início do estudo. (Anexo II)

4.3 ANÁLISE DE DADOS.

Os dados gerados foram introduzidos de forma segura utilizando uma folha de cálculo do Word Excel num computador protegido por palavra-passe para proteger a confidencialidade.

A estatística descritiva utilizou tabelas de frequência, médias e desvios-padrão e ilustrações em gráficos de barras. A análise foi efectuada com recurso ao programa Epi info, versão 7.1.1.14 (do CDC).

As variáveis categóricas foram expressas em frequência e percentagens, enquanto as variáveis contínuas foram expressas em média e um desvio padrão. As diferenças nas proporções foram avaliadas utilizando o método do qui-quadrado e as variáveis contínuas foram comparadas utilizando o teste t de Student e a análise de variância examinada quando adequado. Os valores de $P < 0,05$ foram considerados significativos.

CAPÍTULO CINCO

RESULTADOS

5.0 CARACTERÍSTICAS SÓCIO-DEMOGRÁFICAS DOS PARTICIPANTES NO ESTUDO

Foi recrutado um total de 374 participantes, após consentimento escrito. Nos indivíduos seropositivos (casos), havia 68 (36,0%) homens e 119 (64,0%) mulheres com uma idade média de 36,24 anos (± DP 9,34, tabela 3).

Entre os controlos, 71 (38,0%) eram do sexo masculino e 116 (62,0%) do sexo feminino, com uma média de idades de 35,96 anos (± DP 8,73, tabela 3).

A maioria dos indivíduos seropositivos encontrava-se nos grupos etários de 26-35 anos (42,8%) e 3645 anos (30,5%) - (figura 3, tabela 3). Não houve diferença significativa na idade e no sexo entre os indivíduos seropositivos e os controlos seronegativos (P = 0,77 e 0,75, respetivamente, tabela 3).

A maioria da população infetada pelo VIH era casada (89,3%), com 6,95% de separados ou viúvos e 3,74% de solteiros, em comparação com os controlos que são maioritariamente casados (96,26%). Verificou-se uma diferença significativa no estado civil entre os casos e os controlos (P=< 0,01).

Os indivíduos do controlo negativo para o VIH eram significativamente mais instruídos (licenciados) 42,78% do que os casos infectados pelo VIH 20,86% (P=< 0,01).

As quantidades médias de álcool consumidas foram as mesmas tanto nos casos infectados pelo VIH como nos controlos negativos, com menos indivíduos a consumirem mais de 6 unidades por dia. Não houve diferença estatisticamente significativa nas quantidades de álcool consumidas entre os casos infectados pelo VIH e os controlos seronegativos (P= 0,22).

É importante notar que nenhum dos participantes no estudo referiu o consumo ilícito de drogas intravenosas (IVDU).

Quadro 3 *Caraterísticas sócio-demográficas dos participantes no estudo*

Characteristic	Cases N=187(%)	Controls N=187(%)	OR(CI)	Test statistic	Pvalue
Age					
18-25	20(10.7)	22(11.8)			
26-35	80(42.8	78(41.7)			
36-45	57(30.5)	59(31.6)			
46-55	23(12.3)	20(10.6)			
>55	7(3.7)	8(4.3)			
Mean Age	36.24	35.96		T test	
Std dev	(9.34)	(8.73)		-0.30	0.77
Sex					
Male	68(36)	71(38)		X^2	
Female	119(64)	116(62)	1.07(0.7-1.63	(0.1)	0.75
Male/Female ratio	1:1.75	1:1.63			
Marital Status					
Single	7(3.74)	5(2.67)			
Married	167(89.3)	180(96.2)			
Separated	8(4.28)	1(0.54)		X^2	
Widowed	5(2.67)	1(0.54)		(21.13)	<0.01
Education					
Graduate	39(20.86)	80(42.78)		X^2	
Non Graduate	148(79.14)	107(57.2)	0.35(0.22-0.56	(19.72)	<0.01
Alcohol Consumption/day					
>6units	5(2.67)	1(0.53)	5.11(0.59-	X^2	
<6units	182(97.33)	186(99.4)	44.16)	(1.52)	0.22
IVDU					
Yes	0(0.00)	0(0.00)		X^2	
No	187(100)	187(100)		(0.0)	1.00

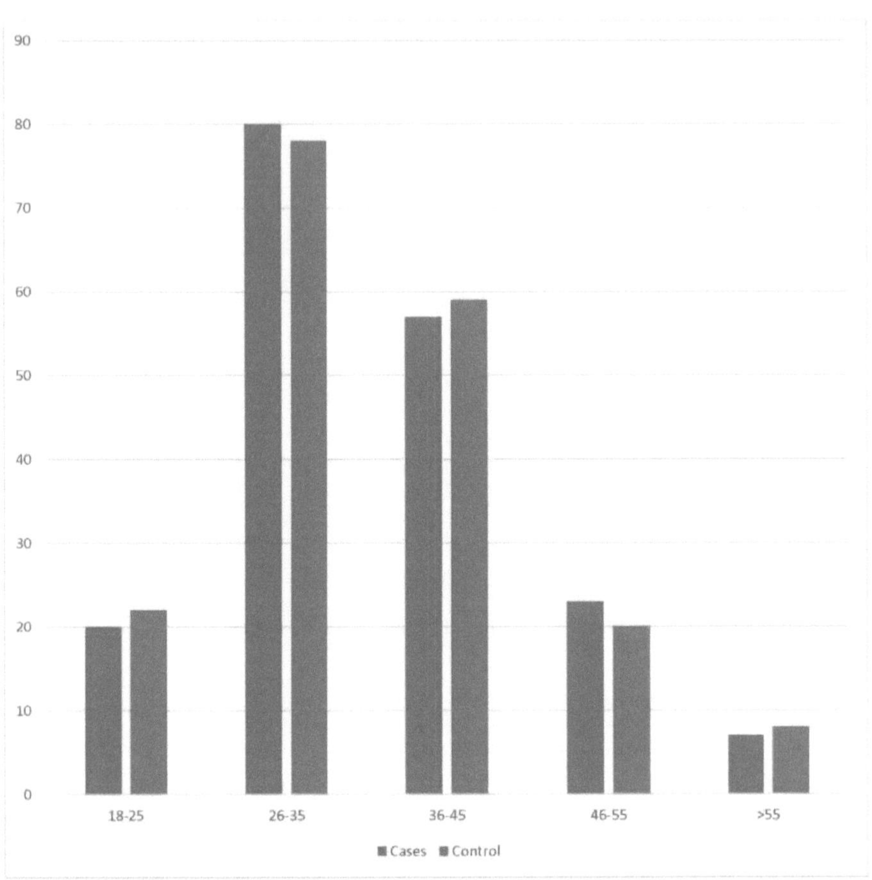

Figura 3 Distribuição do grupo etário para casos e controlos

5.0.1 Caraterísticas sociodemográficas da infeção pelo VHC em indivíduos VIH positivos

Entre os casos positivos para o VIH, cinco (5) apresentaram resultados positivos para o vírus da hepatite C. Os indivíduos seropositivos para o VHC entre os seropositivos tendem a ser mais do sexo feminino e com menos de 50 anos, sendo a idade média da infeção pelo VHC de 41,60 (±13,83) anos. No entanto, não se verificou uma diferença estatisticamente significativa, por idade ou sexo, entre os indivíduos seropositivos para o VHC e os indivíduos seronegativos para o VHC (p=0,46, 0,76, respetivamente. Quadro 4).

Tabela 4 *Caraterísticas* sociodemográficas *do VHC em indivíduos VIH positivos*

Variable	HCVpositive N=5(%)	HIVnegative N=182(%)	OR(CI)	Test statistic	Pvalue
Age					
>50	1(20)	18(9.9)	2.28(0.24-	χ^2	
<50	4(80)	164(90.1)	21.5)	(0.54)	0.46
Mean Age(yrs.)	41.60	36.09		Ttest	
Std dev	(13.83)	(9.20)		-0.88	0.42
Sex					
Male	2(40)	66(36.3)	0.85(0.13-	χ^2	
Female	3(60)	116(63.7)	5.25)	(0.09)	0.76
Alcohol Consumption/day					
>6units	0(0.00)	5(2.8)		χ^2	
<6units	5(100)	177(97.2)	0.00	(1.06)	0.30

5.1 AVALIAÇÃO DOS FACTORES DE RISCO DA INFECÇÃO PELO HCV NOS CASOS DE VIH EM COMPARAÇÃO COM OS CONTROLOS NÃO INFECTADOS

A avaliação de vários factores de risco para a aquisição da infeção pelo VHC em indivíduos seropositivos e controlos seronegativos revelou a existência de relações sexuais desprotegidas em 162(86,6%) indivíduos seropositivos e 129(69,0%) no grupo de controlo. (p=< 0,01); a seguir está o risco de parceria sexual múltipla com um número médio de parceiros sexuais de 1,82 nos seropositivos e de 1,47 no grupo de controlo (p=< 0,01); as injecções inseguras foram observadas em 42 (22,5%) dos seropositivos em comparação com 4 (2.Os indivíduos seropositivos tiveram mais transfusões de sangue 40 (21,4%) do que os controlos seronegativos (p=< 0,01). As feridas genitais ocorreram mais em indivíduos seropositivos 18,7% em comparação com 1,1% dos controlos seronegativos (p=< 0,01). Da mesma forma, os indivíduos seropositivos tinham frequentemente mais extracções dentárias do que os controlos seronegativos (p=< 0,01). Foram observados riscos semelhantes para as DST e escarificações nos casos em comparação com os controlos (p=< 0,01 respetivamente, Quadro 5, Figura 4).

Quadro 5 *Avaliação dos factores de risco da infeção pelo VHC nos casos de VIH em comparação com os controlos não infectados*

Risk	Cases N=187(%)	Controls N=187(%)	OR(CI)	Test statistic	Pvalue
Blood transfusion					
Positive	40(21.4)	3(1.6)	16.69(5.06-	X^2	
Negative	147(78.6)	184(98.4)	55.03)	34.05	<0.01
Unsafe Injections					
Positive	42(22.5)	4(2.1)	13.25(4.64-	X^2	
Negative	145(77.5)	183(97.9)	37.81)	(33.93)	<0.01
Multiple Partners					
<2	103(55.1)	146(78.1)			
2-4	73(39.1)	29(15.5)		X^2	
>4	11(5.9)	12(6.4)		(10.42)	<0.01
Mean partners	1.82	1.47		T test	
Std dev	1.13	1.16		-2.98	<0.01
Scarifications/ tattoos					
Positive	12(6.4)	0(0)		X^2	
Negative	175(93.6)	187(100)		(10.42)	<0.01
STD					
Positive	13(7.0)	2(1.1)		X^2	
Negative	174(93.0)	145(98.9)	3.7	(6.95)	<0.01
Condom use					
Positive	25(13.4)	58(31.0)	6.91(1.54-	X^2	
Negative	162(86.6)	129(69.0)	31.07)	(15.86)	<0.01
Dental Extractions					
Positive	31(16.6)	9(4.8)		X^2	
Negative	156(83.4)	178(95.2)	0.34(0.2-0.58)	(12.35)	<0.01
Needle sharing					
Positive	3(1.6)	0(0)		X^2	
Negative	184(98.4)	187(100)	3.93(1.81-8.51)	(1.34)	0.25
Genital wounds					
Positive	35(18.7)	2(1.1)		X^2	
negative	152(81.3)	185(98.9)	21.3(5.04-90)	(30.71)	<0.01

5.2 CARACTERÍSTICAS CLÍNICAS, HEMATOLÓGICAS E BIOQUÍMICAS DA INFECÇÃO POR HCV EM INDIVÍDUOS VIH POSITIVOS.

Nenhum dos indivíduos co-infectados pelo VIH/HCV apresentava caraterísticas clínicas de doença hepática crónica, em comparação com 6 (3,3%) dos indivíduos mono-infectados pelo VIH (p=0,38, tabela 6). Os níveis médios de CD4 foram significativamente mais elevados nas infecções pelo VIH/HCV do que na mono-infeção pelo VIH (546,2 e 262,32 células/ml, respetivamente, p=0,01). Os indivíduos infectados pelo VIH/HCV apresentavam um nível médio de transaminases (ALT) de 17,14iu/L, (±SD 15,45) em comparação com os indivíduos mono-infectados pelo VIH com 28,87iu/L, (±SD 35,46,p= 0,46).

Quadro 6 *Caraterísticas clínicas, hematológicas e bioquímicas do VHC em indivíduos VIH positivos*

Variable	HCV positive N=5(%)	HCV negative N=182(%)	OR(CI)	Test statistic	P value
CD4(cell/ml)					
>200	4(80)	91(50)		χ^2	
<200	1(20)	91(50)	4.0	(0.76)	0.38
Mean CD4	546.2	262.2		Ttest	
Std dev	(399.5)	(229.8)		-2.67	0.01
ALT(iu/L)					
>30	1(20)	44(24.2)	0.78(0.09-	χ^2	
<30	4(80)	138(75.8)	7.20)	(0.10)	0.75
Mean ALT	17.14	28.87		Ttest	
Std dev	(15.45)	(35.46)		0.74	0.46
Clinical features of CLD					
Positive +	0(0.00)	6(3.30)		χ^2	
Negative-	5(100.0)	176(96.70)	0.00	(0.76)	0.38

5.3 AVALIAÇÃO DOS FACTORES DE RISCO PARA A AQUISIÇÃO DO HCV ENTRE INDIVÍDUOS VIH POSITIVOS

É de notar que os indivíduos infectados pelo VHC entre os indivíduos seropositivos não apresentavam um risco claramente discernível de aquisição do VHC. Ocorreram feridas genitais em 2 (40%) dos indivíduos VIH positivos sem significado estatístico (p=0,51, tabela 7). Nenhum dos riscos suspeitos avaliados para a aquisição do VHC atingiu um nível estatisticamente significativo (tabela 7).

Quadro 7 *Avaliação dos factores de risco de transmissão do VHC entre indivíduos seropositivos*

Risk	HCV+ve N=5(%)	HCV-ve N=182(%)	OR(CI)	Test statistic	Pvalue
Blood transfusion					
Positive	1(20.0)	39(21.4)		X^2	
Negative	4(80.0)	143(78.6)	0.92(0.10-8.44)	(0.01)	0.93
Injections					
Positive	1(20.0)	41(22.5)		X^2	
Negative	4(80.0)	141(77.5)	0.86(0.09-7.91)	(0.17)	0.68
Multiple Partners					
<2	4(80.0)	99(54.4)			
2-4	1(20.0)	72(39.6)			
>4	0(0.0)	11(6.0)			
Mean partners	1.20	1.84		T test	
Std dev	0.45	1.14		1.25	0.21
Scarifications/ tattoos					
Positive	0(0.00)	12(6.6)		X^2	
Negative	5(100)	170(93.4)	0.00	(0.11)	0.74
STD					
Positive	1(20)	12(6.6)	3.54(0.37-	X^2	
Negative	4(80)	170(93.4)	34.22)	(0.07)	0.79
Condom use					
Positive	5(100)	157(86.3)		X^2	
Negative	0(0)	25(13.7)	0.00	(0.05)	0.82
Dental Extractions					
Positive	0(0.00)	31(17.0)		X^2	
Negative	5(100)	151(83.0)	0.00	(0.16)	0.69
Needle sharing					
Positive	0(0.00)	3(1.7)		X^2	
Negative	5(100)	179(98.3)	0.00	(2.29)	0.13
Genital wounds					
Positive	2(40.0)	33(18.1)	3.01(0.48-	X^2	
negative	3(60.0)	149(81.9)	18.73)	(0.43)	0.51

5.4 CARACTERÍSTICAS SOCIODEMOGRÁFICAS E BIOQUÍMICAS DA INFECÇÃO PELO HCV NO CONTROLO NEGATIVO DO VIH.

A entre os controlos negativos para o VIH, apenas três (3) eram positivos para o VHC. Os indivíduos HCV positivos eram do sexo feminino e tinham menos de 50 anos. A idade média da infeção pelo VHC entre os controlos negativos para o VIH foi de 35,34 anos (± DP 8,96, p=0,9, tabela 8). Não houve diferença estatisticamente significativa associada à idade superior ou inferior a 50 anos para a aquisição da infeção pelo VHC (p=0,5, tabela 8). Da mesma forma, não houve diferenças no consumo de álcool e na alteração das enzimas hepáticas entre os indivíduos positivos para o VHC em comparação com os não infectados pelo VHC (p=0,98, 0,98 respetivamente, tabela 8). A ALT média na mono-infeção pelo VHC foi de 7,27iu/L, não sendo estatisticamente diferente do nível de 6,13iu/L nos controlos não infectados pelo VHC (p= 0,61, tabela 8).

Quadro 8 *Caraterísticas* sociodemográficas e bioquímicas *do VHC no controlo negativo do VIH*

Variable	HCV positive N=3(%)	HCV negative N=182(%)	OR(CI)	Test statistic	Pvalue
Age					
>50	0(0.00)	11(6.04)		χ^2	
<50	3(100.0)	171(93.96)	0.00	(0.44)	0.50
Mean Age(yrs.)	35.34	35.97		Ttest	
Std dev	(8.96)	(8.75)		0.13	0.90
Sex					
Male	1(33.3)	70(38)	1.23(0.11-	χ^2	
Female	2(66.7)	114(62.0)	13.80)	(0.19)	0.67
Alcohol Consumption/day					
>6units	0(0.00)	1(0.5)			
<6units	3(100)	183(99.5)	0.00		0.98
ALT(iu/L)					
>30	0(0.00)	1(0.5)			
<30	3(100)	183(99.5)	0.00		0.98
Mean ALT	7.27	6.13		Ttest	
Std dev	(2.48)	(3.87)		-0.51	0.61

5.5 AVALIAÇÃO DOS FACTORES DE RISCO PARA A AQUISIÇÃO DO HCV ENTRE OS CONTROLOS NEGATIVOS PARA O VIH

Do mesmo modo, não foi identificado qualquer risco estatisticamente significativo de aquisição do VHC entre os indivíduos positivos para o VHC nos controlos negativos para a infeção pelo VHC. Foram observadas relações sexuais desprotegidas em todos os 3 (100%) controlos positivos para o VHC, embora a análise estatística não tenha sido significativa (p=0,33, tabela 9).

Quadro 9 *Avaliação dos factores de risco para a aquisição do VHC entre os controlos seronegativos*

Risk	HCV+ve N=3(%)	HCV-ve N=184(%)	OR(CI)	Test statistic	Pvalue
Blood transfusion					
Positive	0(0.00)	3(1.6)			
Negative	3(100)	181(98.4)	0.00		0.95
Injections					
Positive	0(0.0)	4(2.2)			
Negative	3(100)	180(97.8)	0.00		0.94
Multiple Partners					
<2	3(100)	143(77.7)			
2-4	0(0.0)	41(22.3)			
>4	0(0.0)	0(0.0)			
Mean partners	1.0	1.48		Ttest	
Std dev	0.0	1.16		0.71	0.48
Scarifications/ tattoos					
Positive	0(0.0)	0(0.0)		X^2	
Negative	3(100)	184(100)		(0.00)	1.00
STD					
Positive	0(0.0)	2(1.1)			
Negative	3(100)	182(98.9)			0.97
Condom use					
Positive	0(0.0)	58(31.5)			
Negative	3(100)	126(68.5)	0.00		0.33
Dental Extractions					
Positive	0(0.0)	9(4.9)			
Negative	3(100)	175(95.1)	0.00		0.86
Needle sharing					
Positive	0(0.0)	0(0.0)		X^2	
Negative	3(100)	184(100)	0.00	(0.00)	1.00
Genital wounds					
Positive	0(0.0)	2(1.1)			
negative	3(100)	182(98.9)	0.00		0.97

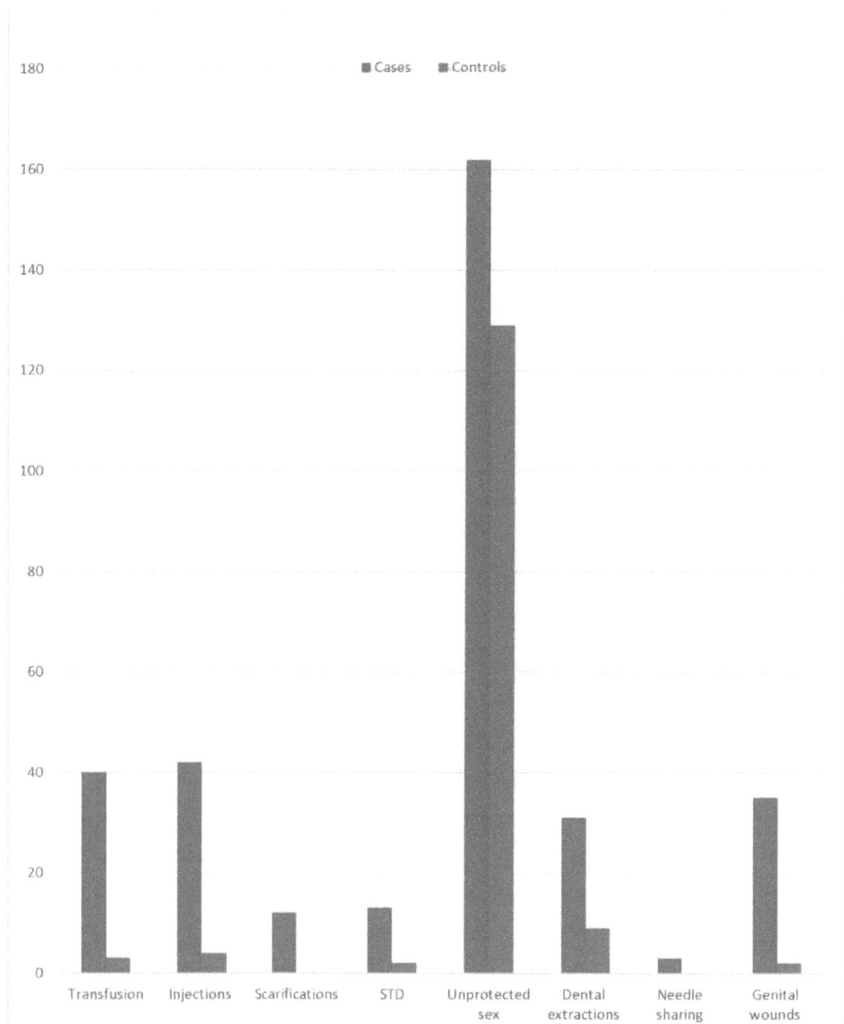

Figura 4 Padrão de comportamentos de risco entre casos e controlos

CAPÍTULO SEIS

6.0 DEBATE.

Este foi um estudo caso-controlo realizado para determinar a prevalência e as caraterísticas da infeção pelo VHC entre os doentes seropositivos e para avaliar os factores de risco para a aquisição do VHC em doentes seropositivos em comparação com a população de controlo.

A idade média dos indivíduos seropositivos era de 36,24 anos, havendo mais mulheres do que homens tanto nos indivíduos como na população de controlo. Esta preponderância feminina deve-se ao facto de, normalmente, serem mais as mulheres que se apresentam para tratamento.[49] A maioria dos participantes era casada, havendo mais casais separados e viúvas entre os seropositivos do que entre os controlos. Esta observação pode dever-se ao facto de o estado de VIH na Nigéria ser propenso a estigmatização e de as forças socioculturais poderem ter levado à separação de casais discordantes. Além disso, a morte relacionada com o VIH pode ter sido responsável pela perda do cônjuge nos casais com VIH concordantes.

A população de controlo era significativamente mais instruída do que os indivíduos infectados pelo VIH. Isto pode dever-se ao facto de se presumir que os indivíduos instruídos compreendem melhor a necessidade da investigação e, por conseguinte, estão mais dispostos a participar nela.

Nenhum dos participantes era consumidor de drogas por via intravenosa. Sabe-se que a prática do consumo de drogas por via intravenosa é subnotificada na Nigéria e, como tal, pode não ser facilmente dedutível utilizando um questionário auto-reportado. No entanto, é digno de nota que a maioria dos comportamentos de risco suspeitos para contrair o VHC foram frequentemente observados nos indivíduos seropositivos do que na população de controlo. Isto explica provavelmente a razão do seu estatuto de seropositivo e pode também realçar a realidade dos riscos conhecidos de transmissão do VIH nos indivíduos seropositivos.

As principais conclusões deste estudo foram as taxas de prevalência da co-infeção VIH/HCV (2,67%) e da monoinfecção por hepatite C (1,60%) sem risco claramente discernível de transmissão da infeção por HCV em ambos os grupos. Isto corroborou estudos anteriores realizados na Nigéria, que encontraram taxas de prevalência entre 2,3 e 5,8.[11, 47, 49-52] e outras partes de África com taxas de prevalência entre 2,4 e 3,7.[133-135]

A prevalência da infeção pelo VHC entre indivíduos seropositivos, de acordo com este estudo, está de acordo com estudos realizados em Abuja (2,3%),[50-51] University College Hospital Ibadan (4,8%),[49] Benin (4,4%),[52] Lagos (5,8%)[47] e alguns países africanos como o Quénia (3,7%),[134] e Uganda (2,4%).[135] No entanto, é ligeiramente diferente de estudos semelhantes efectuados na Nigéria, que revelaram taxas de prevalência bastante mais elevadas de 14,7%,[11] 13,5%[55] e 11,3%.[107]

A razão para a diferença observada pode resultar da dinâmica populacional, pelo que se espera uma variação na frequência e no padrão de exposição a comportamentos de risco suspeitos em diferentes partes do país.
Balogun et al[11] encontraram uma prevalência tão elevada como 14,7% num estudo transversal que utilizou um kit ELISA anti-HCV de quarta geração. Não foi possível determinar se esta observação se deveu à elevada taxa de reatividade cruzada de soros africanos num kit de quarta geração, utilizando um método sensível de HCV-RNA como reserva. Sabe-se que o antigénio de Schistozoma tem reação cruzada com kits serológicos de HCV altamente sensíveis.[136]

O estudo de Okwori et al[54] registou uma taxa de prevalência do VHC de 13,5% utilizando um kit de teste rápido. O mesmo estudo também encontrou uma elevada taxa de deteção de positividade do anti-HCV em indivíduos infectados pelo VIH com CD4 <200 células/ml. Sabe-se que os kits de teste rápido apresentam algumas variabilidades na sensibilidade aos anticorpos do VHC[137] , o que pode explicar a observação neste estudo. Estes testes são úteis no rastreio no local de prestação de cuidados para oferecer mais oportunidades de teste a uma grande população.

Ladep et al,[107] embora tenham encontrado uma prevalência mais elevada de co-infeção pelo VHC entre os doentes infectados pelo VIH numa coorte retrospetiva mais vasta de 19 408 pessoas, utilizando o mesmo kit que foi utilizado neste estudo. Verificou-se, no entanto, que as proporções de indivíduos com contagens de CD4 <200 células/ml eram mais baixas e que o teste era positivo para o VHC do que para os indivíduos com co-infeção por hepatite B (VHB) ou co-infeção VHB/VHC (tripla).

Estudos realizados em países industrializados revelaram uma maior prevalência de co-infeção, nomeadamente EUA/Europa (35%),[26] Austrália (13,1%).[138] A razão para esta observação foi atribuída ao facto de o único fator de risco claramente estabelecido para a transmissão do VHC em estudos ocidentais ser o consumo de drogas por via intravenosa (IVDU),[1] um risco que não foi referido em nenhum dos participantes deste estudo.
A co-infeção VIH/HCV neste estudo foi significativamente associada a uma contagem média elevada de CD4 de 546,2 células/ml. Este resultado está de acordo com os resultados de Adewole et al[50] e Ladep et al[48] que encontraram uma associação entre a co-infeção VIH/HCV e uma imunidade relativamente preservada em indivíduos seropositivos. No entanto, outros estudos mostraram uma associação entre a co-infeção VIH/HCV e a imunossupressão de CD4[49,51] ou nenhuma correlação entre a co-infeção e os níveis de CD4.[55] O efeito da ativação imunitária do VHC na infeção crónica está bem documentado como favorecendo uma destruição mais rápida das células CD4 por apoptose.[110,116] Este efeito também é conhecido por dificultar a recuperação imunitária em doentes co-infectados com o VHC em tratamento com HAART.[112] Neste estudo, não foi determinada a

proporção de indivíduos infectados pelo VHC que eliminaram espontaneamente a sua viremia. Não se sabe se a contagem de CD4 relativamente preservada se deveu a este efeito. O que se sabe é que a contagem de CD4 pode ser afetada pela concomitância de CLD relacionada com o VHC com hipertensão portal, levando a sequestro esplénico em estados de cirrose avançada.[119] Neste estudo, os indivíduos co-infectados não apresentavam caraterísticas clinicamente significativas de CLD, embora a exclusão objetiva da hipertensão portal não fizesse parte do protocolo. Os estudos de Jos encontraram uma taxa de prevalência que variava entre 5,7 e 11,3%.[48,107] Jos é conhecida por ser um paraíso turístico com condições ambientais adequadas para turistas ocidentais, pelo que Jos-Plateau e outras partes da Nigéria central são conhecidas por terem a maior prevalência de doenças sexualmente transmissíveis (DST), em particular o VIH.[139] No entanto, a via sexual de transmissão do VHC é controversa.[73] Embora exista uma associação entre a atividade sexual de alto risco e a hepatite C (em particular, práticas sexuais que envolvem níveis mais elevados de trauma na mucosa anogenital, como o sexo anal recetivo), as vias heterossexuais normais não transmitem eficazmente a infeção pelo VHC.

É de notar que este estudo encontrou uma baixa taxa de prevalência de VIH/VHC sem uma associação de risco clara para a infeção, tal como a maioria dos outros estudos de prevalência na Nigéria. Estudos realizados noutras regiões de África revelaram igualmente uma baixa prevalência da infeção pelo VHC sem uma associação de risco clara para a aquisição da doença nos infectados.[134-135] Neste estudo, cerca de 49% dos indivíduos infectados pelo VIH tinham contagens de células CD4 <200 células/ml e podem, por isso, não ser capazes de montar uma resposta adequada de anticorpos à infeção pelo VHC. Sabe-se que os kits de teste baseados em anticorpos para o VHC produzem resultados falsos negativos em situações de imunossupressão.[91-92] Este pode ser um fator que contribui para a baixa prevalência observada neste estudo e noutros estudos africanos que se basearam no ensaio de anticorpos em indivíduos VIH positivos. Nesses estados de imunossupressão grave, o teste de ácido nucleico teria sido mais adequado.

A análise da prevalência sexual da infeção pelo VHC em indivíduos seropositivos não produziu um significado estatístico com base neste estudo (P=0,76, tabela 4), embora houvesse mais mulheres 3 (60%) do que homens 2 (40%) infectados pelo VHC neste grupo. Este resultado está de acordo com os resultados de Adewole et al.[49] e com o estudo de Balogun et al.[11] A maioria dos estudos, contudo, não encontrou uma predileção sexual estatisticamente significativa para a co-infeção pelo VHC.[49,51,55] Entre os estudos realizados no estrangeiro, a análise da prevalência da infeção pelo VHC em função do sexo produziu números inconsistentes, com preponderância masculina, mas sem significado estatístico.[140] O que se sabe é que o fator de risco mais importante para a co-infeção VHC/VIH na população ocidental é o consumo de drogas por via intravenosa (UDI) - uma prática que é mais frequente nos homens mais velhos e, como tal, seria teoricamente de esperar uma maior prevalência da co-infeção VIH/VIH nos homens de meia-idade. Uma revisão sistemática para avaliar a epidemiologia global do consumo de drogas injectáveis e do VIH revelou que 15,9 milhões de pessoas em todo o mundo injectam drogas.[141] Estimava-se que cerca de 3,0 milhões de pessoas no mundo que injectam drogas poderiam ser seropositivas. Alguns relatórios baseados em estudos efectuados em diferentes partes da Nigéria referem uma baixa prevalência de 1,2%-1,4% de consumo de drogas por via intravenosa, com predominância do sexo masculino.[58-59] Por conseguinte, este facto pode explicar a prevalência geralmente baixa do VHC neste estudo. Estudos realizados em diferentes regiões e grupos suspeitaram que a idade pode ser um fator de aquisição e progressão do VHC.[27, 140.] Do mesmo modo, este estudo encontrou indivíduos co-infectados com uma idade média de 41,60 anos, o que está de acordo com o estudo de Jos, que encontrou indivíduos na faixa etária dos 41-50 anos infectados pelo VIH com maior prevalência de VHC. No entanto, esta observação não apresentou significado estatístico no presente estudo. É, no entanto, difícil associar a idade a um fator de risco significativo para a aquisição do VHC com base neste estudo, devido ao número muito reduzido de indivíduos co-infectados pelo VHC. É difícil determinar se os resultados anteriores foram fruto do acaso ou se se devem a variações populacionais com diferentes comportamentos de risco em diferentes regiões.

Entre os indivíduos VIH positivos, não houve diferença nos níveis médios de aminotransferases séricas com base na seropositividade ao VHC. Esta conclusão é semelhante à observação dos estudos de Ibadan e Jos[49, 107-108] que não encontraram transaminases significativamente elevadas na co-infeção VHC/VIH. No entanto, está bem estabelecido que a co-infeção VIH/HCV agrava a doença hepática provocada pelo VHC, levando a uma rápida progressão da doença hepática relacionada com o VHC na co-infeção.[34]

O efeito do VIH na doença hepática está documentado. A infeção pelo vírus da imunodeficiência humana pode, isoladamente, induzir um efeito patológico no fígado descrito como hiperplasia regenerativa nodular[110] para além da entidade da colangite esclerosante secundária.[109] Isto pode explicar a elevação das transaminases próxima do limite superior do normal (28,87 iu/L) observada nos indivíduos monoinfectados pelo VIH neste estudo. Ladep et al[107] , numa coorte maior de Jos, verificaram que os indivíduos monoinfectados pelo VIH apresentavam taxas mais elevadas de doença hepática. No entanto, é importante referir que outras etiologias (por exemplo, a hepatite B) para o desenvolvimento de doença hepática crónica que não foram excluídas neste estudo podem muito bem ter contribuído para a elevação da ALT nos indivíduos monoinfectados pelo VIH.

Neste estudo, os indivíduos co-infectados com VIH/HCV apresentaram contagens de células CD4 bastante preservadas em comparação com os indivíduos mono-infectados com VIH, concordando assim com o estudo realizado por Ladep et al[107] , mas em desacordo com os resultados de Otegbayo et al.[49] A explicação para este facto pode resultar do facto de outros factores concomitantes, como a hipertensão portal, que podem afetar a contagem de CD4, não terem sido objetivamente avaliados nos indivíduos deste estudo. Ladep et al[107] verificaram que os indivíduos com co-infeção HBV e co-infeção tripla apresentavam cargas virais logarítmicas do VIH mais elevadas e estavam mais gravemente imunossuprimidos.

A prevalência do VHC na população de controlo neste estudo é de 1,60%. Esta baixa prevalência é semelhante aos valores citados em estudos recentes de prevalência do VHC efectuados na Nigéria[10,18,47] e noutros estudos africanos na Gâmbia (2,1%)[133] e no Uganda (2,6%).[135] No entanto, é diferente dos estudos independentes realizados anteriormente pela Multimer[9] em 1994, que revelaram taxas tão elevadas como 14%, e dos realizados entre 2000-2003, que revelaram taxas elevadas de infecções por HCV.[8,13] Não é claro se esta tendência aparentemente decrescente da prevalência da infeção por HCV na população estudada se deve a uma maior sensibilização em campanhas contra a partilha de agulhas e o manuseamento seguro de produtos sanguíneos.

Outra consideração importante é o facto de os conjuntos anteriores de kits de teste de anticorpos para o VHC incluírem mais resultados falsos positivos para o VHC do que os kits Elisa de terceira geração mais recentes, inflacionando assim as taxas de prevalência nos estudos africanos.[142]

É preocupante, com base nos resultados de um estudo realizado no Uganda, o facto de ser notório o fraco desempenho dos testes de anticorpos do VHC em soros africanos.[135-136,143] Neste estudo do Uganda, postulou-se que os kits de teste de anticorpos desenvolvidos com base em soros de países ocidentais podem ser inadequados para captar completamente a seroepidemiologia da infeção pelo VHC em África. O que é claro é que o vírus da hepatite C tem uma endemicidade genotípica muito variável em várias partes do mundo, com o surgimento constante de quase-espécies ocasionado pela replicação propensa a erros do VHC. Outra explicação para os resultados acima referidos reside no facto de uma maior proporção de africanos eliminar espontaneamente a infeção pelo VHC, deixando ensaios de anticorpos positivos com VHC-RNA indetetável.[144] Outra consideração relativa aos kits de teste baseados em anticorpos postula que a estimulação crónica do sistema imunitário de indivíduos africanos com numerosas doenças tropicais resulta em taxas mais elevadas de resultados falsos positivos de anticorpos contra o VHC devido à reação cruzada de anticorpos.[135]

Esta baixa prevalência de HCV (1,60%) na população geral encontrada neste estudo está de acordo com outros estudos africanos que comparam as taxas de prevalência entre controlos VIH positivos e VIH negativos. [,133135]

A elevada taxa de prevalência registada no Egito foi associada à contaminação em grande escala dos dispositivos parenterais utilizados no tratamento da esquistossomose, o que conduziu à epidemia de VHC no Egito.[62]

As taxas de prevalência do VHC na população em geral nos EUA e noutros países ocidentais são igualmente baixas,[4] no entanto, a prevalência da infeção pelo VHC nestas partes do mundo varia consoante a população estudada. Nestas regiões, a taxa mais elevada de mono e co-infeção encontra-se entre os indivíduos infectados pelo VIH que injectam drogas (IVDU)[26] em comparação com os infectados por outras vias.

No que diz respeito aos riscos de aquisição do VHC na população de controlo, não foram encontradas diferenças significativas no risco de aquisição da infeção pelo VHC relativamente a DST, feridas genitais, escarificação e tatuagens, transfusão de sangue, partilha de agulhas e extracções dentárias. Nenhum deles se envolveu no consumo de drogas por via intravenosa. Estes resultados foram semelhantes aos da maioria dos estudos locais, em que nenhum comportamento de risco claramente atribuível pôde ser associado à aquisição da infeção pelo VHC. [,1618]

O que se sabe é que a via sexual de transmissão do VHC não é forte, de acordo com relatórios anteriores,[2] e existem provas biológicas e epidemiológicas que apoiam uma melhor transmissão do VHC através de vias parenterais, embora tanto o VIH como o VHC sejam eficazmente transmitidos através de exposição percutânea. O VHC é 10 vezes mais facilmente transmitido através da exposição percutânea de pequeno volume.[145]

6.1 LIMITAÇÕES DO ESTUDO.

A principal limitação deste estudo reside no facto de os factores de risco suspeitos para a aquisição do VHC terem sido auto-relatados. Apenas alguns tinham provas clínicas objectivas para apoiar os riscos previstos de infeção pelo VHC, por exemplo, tatuagens/escarificações.

A incapacidade de utilizar o ensaio HCV-RNA, mais dispendioso, foi uma limitação importante, uma vez que cerca de 49% dos indivíduos seropositivos estavam imunodeprimidos com contagens de CD4 inferiores a 200 células/ml. Em situações de imunossupressão, é de esperar uma resposta enfraquecida dos anticorpos às infecções por HCV, limitando assim a sensibilidade do kit de teste baseado em anticorpos que foi utilizado neste estudo.

6.2 CONCLUSÃO.

Com base nos resultados observados neste estudo, a prevalência da infeção pelo VHC na população infetada pelo VIH e também na população em geral é semelhante e relativamente baixa, sem risco claramente atribuível de transmissão do vírus da hepatite C. A deteção de anticorpos anti-VHC foi mais provável entre os indivíduos infectados pelo VIH com linfócitos CD4 relativamente preservados. O estatuto de seropositividade para o VIH não foi associado a um risco acrescido de infeção pelo VHC.

6.3 RECOMENDAÇÕES

1) Recomenda-se que todos os doentes VIH positivos sejam rastreados para o VHC aquando do

diagnóstico.

2) O ensaio sensível do HCV-RNA deve ser efectuado em doentes infectados pelo VIH com contagens de CD4 <200 células/ml

3) Que as práticas seguras de transfusão de sangue continuem a ser observadas.

REFERÊNCIAS

1. Murphy EL, Bryzman SM, Glynn SA, et al. Factores de risco para a infeção pelo vírus da hepatite C em dadores de sangue dos Estados Unidos. NHLBI Retrovirus Epidemiology Donor Study (REDS). Hepatology 2000; 31:756.
2. Orsetti E, Staffolani S, Gesuita R, De Iaco G, Marchionni E, et al. Alteração das caraterísticas e dos factores de risco dos doentes com e sem infeção por HCV incidente em indivíduos infectados pelo VIH. Infection. 2013; 41:987-90.
3. Airoldi J, Berghella V. Hepatitis C and pregnancy.Obstet Gynecol Surv.2006; 61:66672.
4. Alter MJ, Kruszon-Moran D, Nainan OV, et al. The prevalence of hepatitis C virus in the United States. 1988 a 1994.N Engl J Med 1999; 341:556-562.
5. Mohd HK, Groeger J, Flaxman AD, Wiersma ST. Global epidemiology of hepatitis C virus infection: new estimates of age-specific antibody to HCV seroprevalence (Epidemiologia global da infeção pelo vírus da hepatite C: novas estimativas da seroprevalência de anticorpos contra o VHC específica por idade). Hepatologia 2013; 57:1333.
6. Madhava V, Burgess C e Druker E. Epidemiology of Chronic Hepatitis C virus Infection in sub-Saharan Africa (Epidemiologia da infeção crónica pelo vírus da hepatite C na África Subsariana). The Lancet infectious diseases 2002; 2:293-302.
7. Oni AO, Harrison TJ. Genótipos do vírus da hepatite C na Nigéria. J Med Virol 1996; 49:178-86.
8. Halim NK, Ajayi OI. Factores de risco e seroprevalência de anticorpos contra a hepatite C em dadores de sangue na Nigéria. East African Med. J. 2000; 77:410-2.

9 Mutimer JD, Olomu A, Skidmore S, et al. Viral Hepatitis in Nigeria- sickle cell disease and commercial blood donors. Q J Med 1994; 87:407-411.

10. Balogun TM, Akinsete I, Durosinmi MA. Factores de risco e seroprevalência de anticorpos contra o vírus da hepatite C entre os dadores de sangue em Lagos. Niger Postgrad Med J.

2012; 19:36-9.

11. Balogun TM, Emmanuel S, Ojerinde EF. Co-infeção dos vírus HIV, Hepatite B e C entre os pacientes de um hospital terciário nigeriano. Pan Afr Med J. 2012; 12:100.

12. Afolabi AY, Abraham A, Oladipo E.K, Fagbami A.H. Hepatitis C Virus in Potential Blood Donors in Ibadan, Nigeria. Jornal de Investigação Avançada Global de Microbiologia. 2012; 1: 155-159.

13. Lesi OA, Kehinde MO.Hepatitis C virus infection in patients with sickle cell anaemia at the Lagos University Teaching Hospital. Nigerian Post grad Med J.2003; 10:79-83.

14. Nwannadi I.A, Alao O.O, Bazuaye G.N, Omoti C.E, Halim.N.K. Seroprevalência de anticorpos contra o vírus da hepatite C em doentes com anemia falciforme em Benin-City, Nigéria. Jornal Gomal de Ciências Médicas.2012; 10: 15-18.

15. Onakewhor JUE,Okonofua FE.A prevalência da infeção dupla pelo vírus da imunodeficiência humana/vírus da hepatite C (VIH/HCV) em mulheres grávidas assintomáticas na cidade de Benin, Nigéria.Afr. J.Reprod Health 2009; 13:97-108.

16. Mboto CI, Andy IE, Eni OI, Jewell AP. Prevalência, caraterísticas sociodemográficas e factores de risco para a infeção por hepatite C entre mulheres grávidas no município de Calabar, Nigéria. Hepat Mon. 2010; 10:116-20.

17. Udeze A.O, Bamidele R.A, Okonko I.O e Sule W.F. Deteção de anticorpos contra o vírus da hepatite C entre estudantes do primeiro ano da Universidade de Ilorin, Ilorin, Nigéria.World Journal of Medical Sciences.2011;6:162-167.

18. Obienu O, Nwokediuko S, Malu A, e Lesi OA. Risk Factors for Hepatitis C Virus Transmission obscure in Nigeria Patients (Factores de risco para a obscuridade da transmissão do vírus da hepatite C em doentes da Nigéria). Gastroenterol Res Pract. 2011; 2011:939673.

19. Godwin IA, Abraham OM, Peter TM, Terkaa TB, Vivian NS, Hameed M, Michael AM. Prevalência da Hepatite C em Makurdi, Centro-Norte da Nigéria. Jornal IOSR de Medicina Dentária

e Ciências Médicas (IOSR-JDMS) 2013; 7: 06-10

20. Leone N, Rizzetto M. Natural history of hepatitis C virus infection: from chronic hepatitis to cirrhosis, to hepatocellular carcinoma. Minerva Gastroenterol Dietol. 2005; 51:31-46.

21. Atualização: SIDA-Estados Unidos, 2000. MMWR Morb Mortal Wkly Rep. 2002; 51:592-595.

22. OMS, autor. VIH/SIDA [base de dados na Internet] Organização Mundial de Saúde; 2011. Disponível em: http://www.who.int/gho/hiv/en/ (Acedido em 11/11/2014)

23. CIA, autor. The World Fact book [base de dados na Internet] Washington, DC: Central Intelligence Agency; 2009. Disponível em: https://www.cia.gov/library/publications/the-world-factbook/Acessado em 10/11/2014

24. Sherman KE, Rouster SD, Chung RT, Rajicic N. Hepatitis C virus prevalence in patients infected with HIV: a cross-sectional USA Adult AIDS clinical Trials Group. Clin Infect Dis. 2002; 4: 831-8.

25. Alter MJ, Hadler SC, Judson FN, et al. Risk factors for acute non-A, non-B hepatitis in the United States and association with hepatitis C virus infection. JAMA 1990; 264:2231.

26. Staples CT, Rimland D, Dudas D. Hepatitis in the HIV Atlanta VA Cohort study [HAVACS]: the effect of co infection on survival. Clin Infec Dis. 1999; 29:150-154.

27. Agwale SM, Tanimoto L, Womack C, et al, Prevalência da co-infeção pelo VHC em indivíduos infectados pelo VIH na Nigéria e caraterização do genótipo do VHC. Journal of Clinical Virology 2004; 31: 3-6.

28. Relatório da ONUSIDA sobre a epidemia global de SIDA em 2010. Acedido em 13/11/2014

29. Palella FJ, Delaney KM, Moorman AC, et al. Declínio da morbilidade e mortalidade entre os doentes com infeção avançada pelo vírus da imunodeficiência humana. N Engl J Med 1998; 338:853-60.

30. Soriano V, Martin-Carbonero L, Vispo E,labarga P,Barreiro P.Infeção pelo vírus da imunodeficiência humana e hepatite viral.Enferm Infecc Microbiol Clin. 2011; 2:691-701.

31. Polis CB, Shah SN, Johnson KE, Gupta A. Impact of maternal HIV coinfection on the vertical transmission of hepatitis C virus: a meta-analysis. Clin Infect Dis 2007; 44:1123.

32. Bonacini M, Govindarajan S, Blatt LM, et al. Os doentes co-infectados com VIH/VHC apresentam níveis mais elevados de ARN do VHC. J Viral Hepat. 1999; 6:203-208.

33. Benhamon Y, Bochet M, DiMartino, et al. Progressão da fibrose hepática em doentes co-infectados com o vírus da imunodeficiência humana e a hepatite C. The Multiviric Group. Hepatology: 1999 30:1054-1058.

34. Hernandez MD, Sherman KE. História natural e doença da co-infeção VIH/hepatite C progressão. Curr Opin HIV AIDS 2011 ; 6:478-82.

35. Bica I, McGovern B, Dhar R, Stone D, McGowan K, Scheib R, Snydman DR. Increasing mortality due to end-stage liver disease in patients with human immunodeficiency virus infection (Aumento da mortalidade devido a doença hepática terminal em pacientes com infeção pelo vírus da imunodeficiência humana). Clin Infect Dis. 2001; 32:492-7.

36. He LF,Alling D,Popkin T,Shapiro M ,Alter HJ, Purcell RH.Determinação do tamanho do vírus da hepatite não A,não B por filtração.J Infect DIs 1987;156:636-640.

37. Smith DB, Bukh J, Kuiken C, et al. Classificação alargada do vírus da hepatite C em 7 genótipos e 67 subtipos: critérios actualizados e recurso Web de atribuição de genótipos. Hepatologia 2014; 59:318.

38. Takada NS, Takase S, Takada A, DateT: Diferenças nos genótipos do vírus da hepatite C em diferentes países. J Hepatol 1993, 17:277-283.

39. Forbi JC, et al. História epidémica da infeção pelo vírus da hepatite C em duas comunidades remotas na Nigéria, África Ocidental. Jornal de Virologia Geral 2012; 93:1410-21.

40. Thein HH, Yi Q, Dore GJ, Krahn MD. Estimativa das taxas de progressão da fibrose específicas da fase na infeção crónica pelo vírus da hepatite C: uma meta-análise e meta-regressão. Hepatology 2008; 48:418.

4 1 Afdhal N. Natural history of hepatitis C. Semin Liver Dis. 2004; 2:3-8.

42. Polynard T, Bedossa P, Opolon P, para os grupos OBSVIRC, METAVIR, CLINIVIR e DOSVIRC. Natural history of liver fibrosis progression in patients with chronic hepatitis C. Lancet 1997; 349: 825-832.

43. Zein CO, Levy C, Basu A, Zein NN. Chronic hepatitis C and type II diabetes mellitus: a prospective cross-sectional study. Am J Gastroenterol 2005; 100:48

44. Bonacini M, Puoti M. Hepatitis C in patients with human immunodeficiency virus infection: diagnosis, natural history, meta-analysis of sexual and vertical transmission, and therapeutic issues. Arch Intern Med. 2000; 160:3365-3373.

45. Prevalência mundial da Hepatite C. http://www.nathnac.org/pro/factsheets/documents/HepC.pdf (Acedido em 10/11/2014).

46. História natural da Hepatite C. http://emedicine.medscape.com/article.(Acedido em 11/11/2014).

47. Lesi OA, Kehinde MO, Oguh DN, Amira CO. Hepatitis B and C virus infection in Nigerian patients with HIV/AIDS. Niger Postgrad Med J. 2007 Jun; 14:129-33.

48. Ladep NG, Agbaji O, Agaba P, et al. Does immunological status affect the prevalence of Hepatitis C virus infection among HIV/AIDS patients? Niger J Med. 2007 Jul-Set; 16:231-4.

49. Otegbayo JA,Taiwo BO,Akingbola TS ,et al. Prevalência de seropositividade para as hepatites B e C numa coorte nigeriana de doentes infectados pelo VIH. Anais de Hepatologia 2008; 7: 152-156.

50. Adewole O.O, Anteyi E, Ajuwon Z, Wada I, Elegba F, Ahmed P, Betiku Y, Okpe A, Eze S, Ogbeche T, Erhabor GE. Hepatitis B and C virus co-infection in Nigerian patients with HIV infection. J Infect Dev Ctries. 2009; 3:369-75.

51. Tremeau-Bravard A, Ogbukagu IC, Ticao CJ, Abubakar JJ. Seroprevalência da infeção por hepatite B e C entre a população seropositiva em Abuja, Nigéria. Afr Health Sci. 2012 Sep; 12:312-7.

52. Eze E.U, Ofili A.N, Onunu A.N. Prevalência do vírus da hepatite C em pessoas infectadas pelo VIH num hospital terciário na Nigéria. Jornal Nigeriano de Prática Clínica. 2010; 13:41

-46

53. Duru MU, Aluyi HS, Anukam KC. Rastreio rápido da co-infeção de VIH e VHC em mulheres grávidas na cidade de Benin, Estado de Edo, Nigéria. Afr Health Sci. 2009; 9:137-42.

54. Diwe C.K, Okwara E.C, Enwere O.O, Azike J.E, Nwaimo N.C. Seroprevalência do vírus da hepatite B e do vírus da hepatite C em doentes com VIH num hospital universitário suburbano no sudeste da Nigéria. Revista Médica Pan-Africana. 2013; 10:16:7

55. Okwori A.E.J, Alabi S.S, Ngwai Y.B. et al. A seroprevalência da co-infeção dos vírus da hepatite B e C entre os doentes infectados com VIH-1 em Keffi, no centro-norte da Nigéria. IOSR Journal of Dental and Medical Sciences.2013; 9:70-75.

56. Robério Amorim de Almeida Ponde. "Riscos ocultos da transmissão do VHC". Medical microbiology and immunology 2011 ; 200:7-11.

57. Nelson PK, Mathers BM, Cowie B, et al. "Global epidemiology of hepatitis B and hepatitis C in people who inject drugs: results of systematic reviews." Lancet 2011; 378:571-83.

58. Adelekan ML, Ndom RJ. Trends in prevalence & pattern of substance use among secondary school pupils in Ilorin, Nigeria (Tendências na prevalência e padrão de consumo de substâncias entre alunos do ensino secundário em Ilorin, Nigéria). Jornal de Medicina da África Ocidental. 1997; 16:157-164.

59. Aomreore AA, Alikor EAD. Prevalência dos principais comportamentos de risco relacionados com o VIH entre estudantes do SSS3 em Port Harcourt Metropolis, Nigéria. Jornal Africano de Ciências da Saúde 2008; 15:42-49.

60. Wilkins T, Malcolm JK, Raina D, Schade RR. "Hepatite C: diagnóstico e tratamento". American family physician. 2010; 81:1351-7.

61. Alter MJ. "Epidemiologia da infeção pelo vírus da hepatite C". Revista mundial de gastroenterologia 2007; 13: 2436-41.

62. "Taxas mais elevadas de transmissão do vírus da hepatite C encontradas no Egito". Al Bawaaba. 201008-09. Acedido em 11/11/2014.

63. Tohme RA, Holmberg SD. "O contacto sexual é um modo importante de transmissão do vírus da hepatite C?" Hepatology2010; 52:1497-505.

64. Jafari S, Copes R, Baharlou S, Etminan M, Buxton J (2010 Nov). "Tatuagem e o risco de transmissão da hepatite C: uma revisão sistemática e meta-análise". Revista internacional de doenças infecciosas: IJID: publicação oficial da Sociedade Internacional de Doenças Infecciosas. 2010; 14:928-40.

65. Lam NC, Gotsch PB, Langan RC. "Cuidar de mulheres grávidas e recém-nascidos com hepatite B ou C". American family physician 2010; 82: 1225-9.

66. Floreani A. Hepatite C e gravidez. World J Gastroenterology. 2013; 19:6714-20.

67. Mast EE. "Transmissão do vírus da hepatite C de mãe para filho e aleitamento materno". Avanços em Medicina Experimental e Biologia 2004; 554: 211-6.

68. Gumber SC, Chopra S. Hepatitis C: a multifaceted disease. Revisão das manifestações extra-hepáticas. Ann Intern Med 1995; 123:615.

69. El-Serag HB, Hampel H, Yeh C, Rabeneck L. Extrahepatic manifestations of hepatitis C among United States male veterans. Hepatology 2002; 36:1439.

70. Lunel F, Musset L, Cacoub P, et al. Crioglobulinemia em doenças hepáticas crónicas: papel do vírus da hepatite C e danos no fígado. Gastroenterologia 1994; 106:1291.

71. Perrone A, Deramo MT, Spaccavento F, et al. Genótipos do vírus da hepatite C (VHC), expressão do antigénio leucocitário humano e prevalência de gamopatia monoclonal durante a infeção crónica pelo VHC. Cytobios 2001; 106 1:125.

72. Maruyama S, Hirayama C, Horie Y, et al. Serum immunoglobulins in patients with chronic hepatitis C: a surrogate marker of disease severity and treatment outcome. Hepatogastroenterology 2007; 54:493.

73. de Sanjose S, Benavente Y, Vajdic CM, et al. Hepatite C e linfoma não-Hodgkin em 4784

casos e 6269 controlos do International Lymphoma Epidemiology Consortium. Clin Gastroenterol Hepatol 2008; 6:451.

74. Ramos-Casals M, Munoz S, Medina F, et al. Doenças sistémicas auto-imunes em doentes com infeção pelo vírus da hepatite C: caraterização de 1020 casos (The HISPAMEC Registry). J Rheumatol 2009; 36:1442.

75. Bortolotti F, Vajro P, Balli F, et al. Autoanticorpos não específicos de órgãos em crianças com hepatite C crónica. J Hepatol 1996; 25:614.

76. Muratori L, Lenzi M, Ma Y, et al. Heterogeneidade do anticorpo microssomal hepático/renal tipo 1 na hepatite autoimune e na doença hepática relacionada com o vírus da hepatite C. Gut 1995; 37:406.

77. Antonelli A, Ferri C, Pampana A, et al. Thyroid disorders in chronic hepatitis C. Am J Med 2004; 117:10.

78. Ramos-Casals M, Loustaud-Ratti V, De Vita S, et al. Síndrome de Sjogren associada ao vírus da hepatite C: uma análise multicêntrica de 137 casos. Medicine (Baltimore) 2005; 84:81.

79. Chiao EY, Engels EA, Kramer JR, et al. Risco de púrpura trombocitopénica imune e anemia hemolítica autoimune entre 120 908 veteranos dos EUA com infeção pelo vírus da hepatite C. Arch Intern Med 2009; 169:357.

80. Berk DR, Mallory SB, Keeffe EB, Ahmed A. Dermatologic disorders associated with chronic hepatitis C: effect of interferon therapy. Clin Gastroenterol Hepatol 2007; 5:142.

81. Abdallah MA, Ghozzi MY, Monib HA, et al. Eritema acral necrolítico: um sinal cutâneo de infeção pelo vírus da hepatite C. J Am Acad Dermatol 2005; 53:247.

82. Abdallah MA, Hull C, Horn TD. Eritema acral necrolítico: um doente dos Estados Unidos

tratado com sucesso com zinco oral. Arch Dermatol 2005; 141:85.

83. White DL, Ratziu V, El-Serag HB. Hepatitis C infection and risk of diabetes: a systematic review and meta-analysis. J Hepatol 2008; 49:831.

84. Haddad J, Deny P, Munz-Gotheil C, et al. Sialadenite linfocítica da síndrome de Sjogren associada a doença hepática crónica pelo vírus da hepatite C. Lancet 1992; 339:321.

85. McGuire BM, Julian BA, Bynon JS Jr, et al. Breve comunicação: Glomerulonefrite em pacientes com cirrose de hepatite C submetidos a transplante de fígado. Ann Intern Med 2006; 144:735.

86. Levey AS, Atkins R, Coresh J, et al. Chronic kidney disease as a global public health problem: approaches and initiatives - a position statement from Kidney Disease Improving Global Outcomes. Kidney Int 2007; 72:247.

87. Lo Re V 3rd, Guaraldi G, Leonard MB, et al. A hepatite viral está associada à redução da densidade mineral óssea em mulheres infectadas pelo VIH, mas não em homens. AIDS 2009; 23:2191.

88. Lo Re V 3rd, Volk J, Newcomb CW, et al. Risco de fratura da anca associado à infeção pelo vírus da hepatite C e à co-infeção do vírus da hepatite C/vírus da imunodeficiência humana. Hepatologia 2012; 56:1688.

89. Khosla S, Hassoun AA, Baker BK, et al. Anomalias no sistema do fator de crescimento semelhante à insulina na osteosclerose associada à hepatite C. Potenciais conhecimentos sobre o aumento da massa óssea em adultos. J Clin Invest 1998; 101:2165.

90. Colin C, Lanoir D, Touzet S, et al. Sensibilidade e especificidade dos ensaios de deteção de anticorpos contra o vírus da hepatite C de terceira geração: uma análise da literatura. J Viral Hepat 2001; 8:87-95.

91. Thio CL, Nolt KR, Astemborski J, et al. Rastreio do vírus da hepatite C em indivíduos infectados com o vírus da imunodeficiência humana. J Clin Microbiol 2000; 38:575-577.

92. Kalantar-Zadeh K, Miller LG, Daar ES. Discordância de diagnóstico da infeção pelo vírus da hepatite C em pacientes em hemodiálise. Am J Kidney Dis 2005; 46:290-300.

93. Associação Americana para o Estudo das Doenças do Fígado. Diagnosis, management, and treatment of hepatitis C. Hepatology. 39: 2004; 1147- 1171.

94. Bedossa P, Poynard T. Um algoritmo para a classificação da atividade na hepatite C crónica. The METAVIR Cooperative Study Group. HEPATOLOGIA1996; 24:289-293.

95. Ishak K, Batista A, Bianchi L, et al. Classificação histológica e estadiamento da hepatite crónica. J Hepatol 1995; 22:696-699.

96. Hadziyannis SJ, Sette H Jr, Morgan TR, et al. Peginterferon-alpha2a and ribavirin combination therapy in chronic hepatitis C: a randomized study of treatment duration and ribavirin dose. Ann Intern Med 2004; 140:346-355

97. Dammacco F. e Sansonno D. Therapy for Hepatitis C Virus-Related Cryoglobulinemic Vasculitis. N Engl J Med 2013; 369:1035-1045.

98. Ghany M. G, Nelson D. R, Strader D.B, et al. An Update on Treatment of Genotype 1 Chronic Hepatitis C Virus Infection: 2011 Practice Guideline by the American Association for the Study of Liver Diseases. Hepatologia 2011; 54:1433-1444.

99. Algoritmo de terapia guiada por resposta para boceprevir. Adaptado de Shiffman ML, et al. Liver Int.2012; 32:54-60.

100. Gane, EJ, Stedman CA, Hyland RH, et al. Inibidor da polimerase nucleotídica Sofosbuvir mais Ribavirina para a hepatite C. N Engl J Med 2013; 368:34-44.

101. Lawitz E, Mangia A, Wyles D, et al. Sofosbuvir for previously untreated chronic hepatitis C infection. N Engl J Med. 2013; 368:1878-1887.

102. Fontana RJ, Hughes EA, Bifano M, et al.Terapia combinada de Sofosbuvir e Daclatasvir em

um recetor de transplante de fígado com hepatite C colestática recorrente grave. American Journal of Transplantation 2013; 13: 1601-1605

103. Degasperi E e Aghemo A. Sofosbuvir for the treatment of chronic hepatitis C: between current evidence and future perspectives. Hepatic Medicine: Evidence and Research 2014:6 25-33.

104. Anderson JP, Tchetgen Tchetgen EJ, Lo Re V 3rd, et al. A terapia antirretroviral reduz a taxa de descompensação hepática entre veteranos co-infectados com o VIH e o vírus da hepatite C. Clin Infect Dis 2014; 58:719.

105. Lo Re V 3rd, Kallan MJ, Tate JP, et al. Hepatic decompensation in antiretroviral- treated patients co-infected with HIV and hepatitis C virus compared with hepatitis C virus-monoinfected patients: a cohort study. Ann Intern Med. 2014; 160:369-79.

106. Salmon-Ceron D. C, Lewden P, Morlat S, et al. 2005. A doença hepática como principal causa de morte entre os doentes infectados pelo VIH: papel dos vírus da hepatite C e B e do álcool. J. Hepatol.2005; 42:799-805.

107. Ladep NG, Agaba PA, Agbaji O, et al. Taxas e impacto da hepatite na infeção pelo vírus da imunodeficiência humana numa grande coorte africana. Mundo 2013; 19:1602-10.

108. Agbaji O, Thio CL, Meloni S, et al. Impacto do vírus da hepatite C na resposta do VIH à terapia antirretroviral na Nigéria: Journal of acquired immune deficiency syndromes.2013;62:204-207.

109. Walden DT.Problemas biliares em pessoas com doença VIH. Opções de tratamento actuais em Gastroenterologia 1999; 2:147-153.

110. Mallet V, Blanchard P, Verkarre V, et al. A hiperplasia regenerativa nodular é uma nova causa de doença hepática crónica em doentes infectados pelo VIH. AIDS. 2007; 21:187-92.

111. Korner C,Tolksdorf F,Schulte D, et al. Hepatitis C co-infection sensitizes CD4+ T cells towards Fas-induced apoptosis in HIV-positive patients.45th Annual Meeting of the European Association for the Study of the Liver Vienna, Austria. 14-18 de abril de 2010.

112. Grueb G, Ledergerber B, Battegay M, et al, para o Swiss HIV cohort study. Clinical

progression, survival and immune recovery during antiretroviral therapy in patients with HIV-I and HCV co infection. Lancet 2000; 356:1800-1805.

113. Griensven J V, Phirum L, Choun K, et al. Hepatitis B and C co-infection among HIV- infected adults while on antiretroviral treatment: long-term survival, CD4 cell count recovery and antiretroviral toxicity in Cambodia. PLoS One. 2014; 9:88552.

114. Sulkowski MS, Moore RD, Mehta SH, et al. Hepatitis C and progression of HIV disease. JAMA. 2002; 288:199-206.

115. Antonello VS, Appel-da-Silva MC, Kliemann DA, et al. Restauração imunológica em pacientes coinfectados com o vírus da imunodeficiência humana e o vírus da hepatite C após terapia antirretroviral altamente ativa. Braz J Infect Dis. 2013; 17:551-4.

116. Kovacs A, Karim R, Mack WJ, et al. A ativação de células T CD8 prevê a progressão da infeção pelo VIH em mulheres co-infectadas com o vírus da hepatite C. Journal of Infectious Diseases 2010; 201:823-34.

117. Potter M, Yang H, Saeed S, et al. (Estudo de co-infeção canadiano CTN222). Successful HCV Treatment Improves CD4 T lymphocyte Reconstitution in HIV/HCV Co-Infected Adults (Tratamento bem sucedido do VHC melhora a reconstituição dos linfócitos T CD4 em adultos co-infectados com VIH/VHC). 17.ª Conferência sobre Retrovírus e Infecções Oportunistas (CROI 2010). São Francisco. 16-19 de fevereiro de 2010.

118. Potter M, Odueyungbo A, Yang H, et al. Impacto da replicação viral da hepatite C na progressão dos linfócitos T CD4+ na co-infeção HIV-HCV antes e depois da terapia antirretroviral. AIDS 2010; 24:1857-65.

119. McGovern BH, Golan Y, Lopez M, et al. The impact of cirrhosis on CD4+ T cell counts in HIV seronegative patients. Clin Infect Dis 2007; 44:431-7.

120. Sabin CA, Telfer P, Phillips AN, Bhagani S, Lee CA. The association between Hepatitis C virus and immunodeficiency virus disease progression in a cohort of haemophiliac men. J Infect Dis 1997; 175:164-168.

121. Mokrzycki MH, Harris C, May H, et al. Acidose láctica associada à administração de estavudina - relato de cinco casos. Clin Infect Dis. 2000; 30:198-200.

122. Melvin DC, Lee JK, Belsey E, et al. The impact of co infection with hepatitis C virus and HIV on the tolerability of antiretroviral therapy. AIDS 2000; 14:463-465.

123. Christian B, Okuma J, Hawkins C, et al. Prevalência da Co-infeção com Hepatite B e C e Resposta à Terapia Antirretroviral entre Pacientes Infectados pelo VIH num Ambiente Urbano na Tanzânia. 17.ª Conferência sobre Retrovírus e Infecções Oportunistas (CROI 2010). São Francisco. 16-19 de fevereiro de 2010.

124. Sulkowski Ms, Thomas DL, Mehta SH, et al. Hepatotoxicidade associada à terapia antirretroviral contendo nevirapina ou efavirenz - papel das infecções por hepatite C e B Hepatology 2002;35:182-189.

125. Sulkowski Ms, Thomas DL, Chaisson RE, Moore RD. Hepatotoxicidade associada à terapia antirretroviral em adultos infectados com o vírus da imunodeficiência humana e o papel da infeção pelo vírus da hepatite C ou B JAMA 2000; 238: 74-80.

126. Okuda M, Li K, Beard MR, et al Mitochondria injury, oxidative stress, and antioxidant gene expression are induced by hepatitis C virus core protein. Gastroenterology 2002; 122:366 -375.

127. Balzarini J, Lee CK, Herdewijn P, et al. Mecanismo do efeito potenciador da ribavirina na atividade da 2[1] 3[1] - dideoxinosina contra a imunodeficiência humana vírus. J Biol Chem. 1991; 266:21509-14.

128. Sim SM, Hoggard PG, Sales SD, et al. Efeitos da ribavirina na eficácia e toxicidade da zidovudina in vitro: uma interação dependente da concentração. AIDS Res Hum Retrovirus 1998; 14:1661-1667.

129. Kirk GD, Mehta SH, Astemborski J, et al. VIH, idade e gravidade da doença hepática relacionada com o vírus da hepatite C: um estudo de coorte. Ann Intern Med 2013; 158:658-66.

130. Puoti M, Bonacini M, Govindarajan S, et al. A progressão da fibrose hepática está relacionada com a depleção de células CD4 em doentes co-infectados com o vírus da hepatite C e o vírus da imunodeficiência humana. J Infect Dis.2001; 183:134-137.

131. Drinkaware.co.uk. Para saber os factos. Disponível em: Http://www.drinkaware.co.uk/understand-your-drinking/unit. (Acedido em 12/11/2014).

132. Odenigbo. A. M, Agbo S. C e Atinmo T. O. Alcohol Consumption Pattern of Habitual Drinkers in Nigeria (Padrão de Consumo de Álcool dos Bebedores Habituais na Nigéria). Alcoholism Treatment Quarterly (Tratamento do alcoolismo trimestral). 2013; 31:141-149.

133. Mboto CI, Fielder M, Davies Rusell A, Jewell AP. Prevalência do VIH-1, VIH-2, hepatite C e co-infeção na Gâmbia. West Afri J Med.2009; 28:16-9.

134. Karuru JW, Lule GN, Joshi M, Anzala O. Prevalência da co-infeção VHC e VIH/VHC entre os doentes internados no Hospital Nacional Kenyatta. East Afr Med J.2005; 82(4):170-2.

135. O'Reilly JI, Ocama P, Opio CK, et al. Factores de risco e seroprevalência da hepatite C entre os pacientes hospitalizados no Hospital Mulago, Uganda. Jornal de Medicina Tropical 2011; 2011:598341.

136. Mullis CE, Laeyendecker O, Reynolds SJ, et al. Elevada frequência de ensaios de imunoabsorção enzimática do vírus da hepatite C falsos positivos em Rakai, Uganda. Clin Infect Dis 2013; 57:1747.

137. Smith BD, Drobeniuc J, Jewett A, et al. Avaliação de três ensaios de rastreio rápido para a deteção de anticorpos contra o vírus da hepatite C. J Infect Dis 2011; 204:825.

138. Lincoln D, Petoumensos K, Dore GJ. Co-infeção HIV/HBV e HIV/HCV e resultados após terapia antirretroviral altamente ativa. HIV Med 2003; 4:241-249.

139. Ministério Federal da Saúde da Nigéria. Inquérito Nacional sobre VIH/SIDA e Saúde Reprodutiva. Ministério Federal da Saúde Abuja, Nigéria. 2004:1-4. Acedido em 13/11/2014.

140. Murphy EL, Bryzman S, Williams AE, et al. Demographic determinants of hepatitis C virus

seroprevalence among blood donors. JAMA. 1996; 275:995-1000.

141. Mathers BM, Degenhardt L, Phillips B, et al. Global epidemiology of injecting drug use and HIV among people who inject drugs: a systematic review. Lancet. 200815; 372:1733-45.

142. Callahan JD, Constantine NT, Kataaha P, Zhang X, Hyams KC, e Bansal J, "Second generation hepatitis C virus assays: performance when testing African sera," Journal of Medical Virology 1993;41: 35-38.

143. Seremba E,Ocama P,Opio CK,et al. Fraco desempenho dos testes de anticorpos contra a hepatite C em doentes hospitalizados no Uganda.J Med Virol 2010;82:1371-8.

144. Micallef JM, Kaldor JM, Dore GJ. Spontaneous viral clearance following acute hepatitis C infection: a systematic review of longitudinal studies. J Viral Hepat. 2006; 13:34-41.

145. Sulkowski MS, Ray SC, Thomas DL. Needle stick transmission of hepatitis C.JAMA.2002; 287:2406-2413.

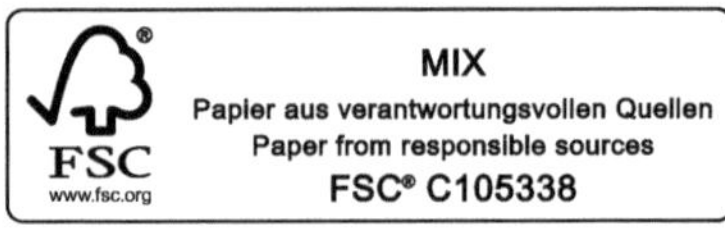

Printed by Books on Demand GmbH, Norderstedt / Germany